·安博士安全生产宣传教育卡通画丛书·

职业病危害预防

安博士安全生产宣传教育卡通画丛书编写组

中国劳动社会保障出版社

图书在版编目(CIP)数据

职业病危害预防/《安博士安全生产宣传教育卡通画丛书》编写组编．—北京：中国劳动社会保障出版社，2012
安博士安全生产宣传教育卡通画丛书
ISBN 978－7－5045－9547－8

Ⅰ．①职…　Ⅱ．①安…　Ⅲ．①职业病-预防（卫生）-通俗读物　Ⅳ．①R135－49

中国版本图书馆 CIP 数据核字（2012）第 061854 号

中国劳动社会保障出版社出版发行
（北京市惠新东街 1 号　邮政编码：100029）
出 版 人：张梦欣
*
中国铁道出版社印刷厂印刷装订　新华书店经销
850 毫米×1168 毫米　32 开本　3.375 印张　98 千字
2012 年 4 月第 1 版　　2015 年 9 月第 4 次印刷
定价：15.00 元
读者服务部电话：010－64929211/64921644/84643933
发行部电话：010－64961894
出版社网址：http://www.class.com.cn

如有印装差错，请与本社联系调换：010－80497374

内容提要

本书旨在对企业从业人员进行职业病防治相关知识的普及性教育，使他们能够认识到在从事生产劳动过程中可能会遇到的职业危害因素和掌握最基本的职业病防治与急救知识，主要内容有：职业病预防相关基础知识、我国的职业病预防工作方针、职业病危害因素和职业病范围、职业病预防中的劳动防护用品的使用与管理、从业人员依法享有的职业病预防权利和职业病防治义务。

本书为“安博士安全生产宣传教育卡通画丛书”之一，书中每页文字都配以直观的卡通画，内容既严谨又活泼，知识性和趣味性兼容，可作为企业各类人员进行安全生产和职业病防治宣传与教育使用，也适合用于职业病预防知识的普及使用。

前　言

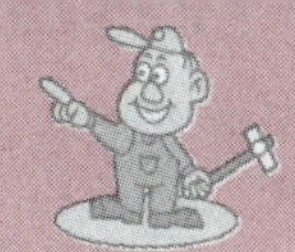

加强安全生产和劳动保护工作，预防各类伤亡事故与职业病的发生，使从业人员的劳动权益与工伤保险得到保障，普及安全生产事故的应急救援与现场急救知识，是我国党和政府一贯坚持的思想，是社会文明和和谐发展的重要标志，是经济和社会发展的重要内容，是实践国家安全生产方针的具体体现。同时，安全生产事故防治，也是所有生产经营单位与广大从业人员的共同责任，事关我国经济健康发展和社会长治久安的大局。我国的安全生产、劳动保护法规明确规定，生产经营单位必须对从业人员进行安全生产法律、法规和安全生产知识的宣传与教育，职工必须由厂、车间、班组进行“三级安全教育”，使其了解工厂、车间及本岗位的安全生产、劳动保护规章制度与要求，以及必须掌握的安全生产、职业病预防和事故应急救护与自救知识，以减少各种伤亡事故与职业病的发生。

为此，中国劳动社会保障出版社组织了有关安全生产专家学者、科研人员和企业管理人员，编写出版了这套“安博士安全生产宣传教育卡通画丛书”，本丛书共有4册，分别是：《安全生产事故预防》《职业病危害预防》《安全生产事故应急与急救》《工伤保险与劳动权益》。本套丛书图文并茂，生动活泼，以简洁、通俗易懂的文字，讲授重要而全面的知识，配以通俗幽默的卡通画，增加了可读性的同时，更能为读者阅读时起到加强深刻印象的作用。本套书的4个书种，从安全生产事故和职业病伤害预防到事故的应急与急救，加上工伤保险知识和劳动权益的了解，贯穿了生产过程中必须关注的安全生产主要内容，非常适合生产经营单位在贯彻落实《安全生产法》《职业病防治法》等法律、法规的过程中，对从业人员进行安全生产、劳动保护宣传教育时使用，同时也是广大生产一线的从业人员和走入工作岗位的青年职工学习如何保护自身安全与健康及相关合法权益与义务的优秀普及性读物。

参加本套丛书编写工作的人员有：杨勇、刘松涛、任彦斌、佟瑞鹏、孙超、秦伟、黄小明、周志杰、高云增、刘文杰、陈大伟、王兵建、张斌、焦宇、韩雪萍、王大杰。在编写过程中，参阅并部分引用了相关的资料与著作，在此对有关著作者和专家表示感谢。由于种种原因可能会导致图书存在不当之处或错误，请广大读者不吝赐教，以便及时纠正。

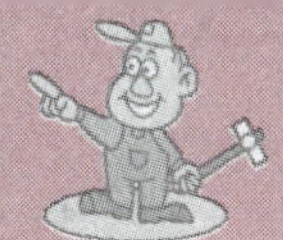

目　录

职业病危害预防

目　录

第一部分 了解职业病相关知识是职业病预防的基础

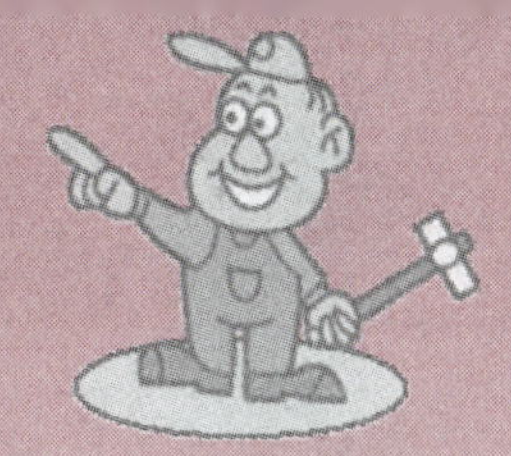

1. 什么是职业病

职业病是一种古老的疾病。埃及的木乃伊中就发现有硅肺，应该是古代石工为法老修建金字塔作业时患上的。公元1700年，意大利人拉马奇尼在出版的《手工劳动者疾病》一书中，描述了50多种职业病，包括矿工、陶工、制玻璃工、油漆工、磨面粉工、石工等的疾病和金属中毒，他本人也被誉为“欧洲职业医学之父”。

我们中华民族在历史上很早就有了开矿和金属冶炼生产作业，对于由这些方面引起的职业病，我们的祖先也有记载：早在汉代，王充（公元27—约97年）在所著的《论衡》中，就提到冶炼生产作业可发生灼伤、火烟侵害眼鼻等；唐代王焘（约670—755年）在公元752年的著作《外台秘要》中，提到可将动物置有毒气体场所，“若有毒其物即死”；明代宋应星在公元1637年的《天工开物》中，不仅提到煤矿井下可采用大竹筒凿去中节来排除有害气体的简易通风法，而且提到烧含砷矿石的工人必须站在上风向操作并保持一定距离，否则会引起中毒。

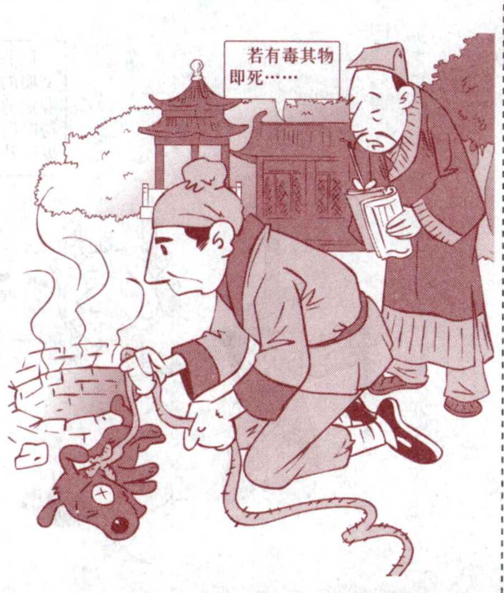

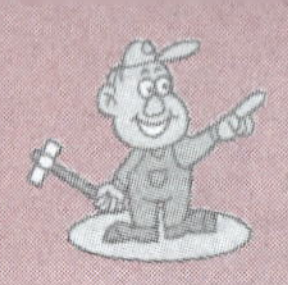

了解职业病相关知识是职业病预防的基础

随着工业革命的推动，人类生产进入大工业时代。随着工业生产的发展，大规模的采矿和冶炼以及制造业蓬勃兴起，伴随这些的是各种职业伤害和职业疾患的增多，无论从种类和数量上都达到了前所未有的规模。到了以核能和电子计算机技术的发明和使用为主要标志的第三次工业革命，也就是近现代，职业危害因素和其导致的职业病也以同样的速度跟进，许多以前从未出现的职业病困扰着各行各业的从业人员和整个社会。

可以说，随着劳动方式的变化，新的职业卫生问题随之出现。当今，人类在工业生产和科学技术上取得了难以估量的伟大成就，航天、材料、遗传和信息技术日新月异，突飞猛进，职业卫生科学技术也进入了最辉煌的时代。人类在关注生活环境改善的同时，也对威胁自身安全健康的职业危害进行不懈的斗争。

随着人类工业文明的进步，职业病的队伍也在与时俱进，不断发展壮大！

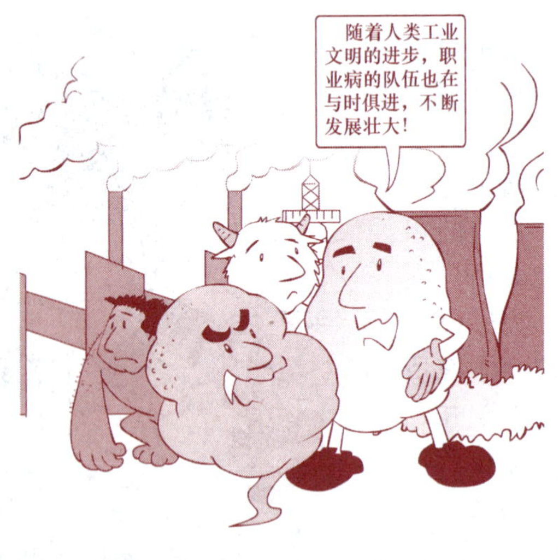

了解职业病相关知识是职业病预防的基础

你完全符合《中华人民共和国职业病防治法》对职业病的定义，快去抓紧治疗吧！
《中华人民共和国职业病防治法》

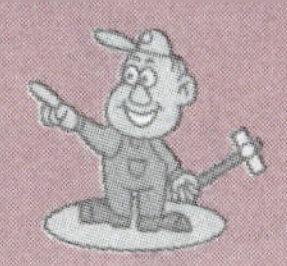

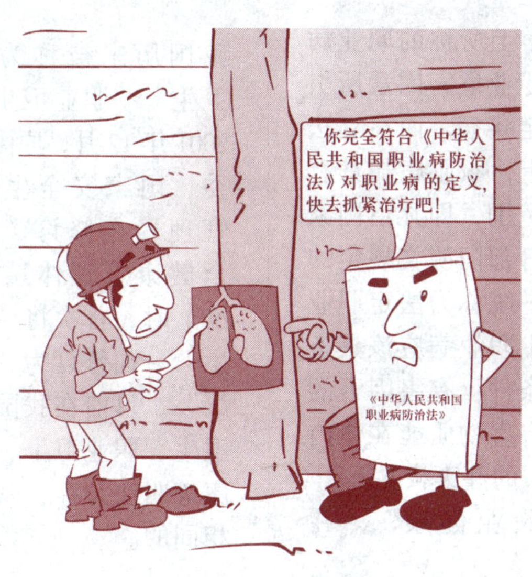

当职业危害因素作用于人体的强度与时间超过一定的限度时，人体不能代偿其所造成的功能性或器质性病理的改变，从而出现相应的临床症状，影响劳动能力，这类疾病通称为职业病。一般被认定为职业病，应具备下列三个条件：该疾病应与工作场所的职业性有害因素密切有关；所接触的有害因素的剂量（浓度或强度）无论过去或现在，都足可导致疾病的发生；必须区别职业性与非职业性病因所起的作用，而前者的可能性必须大于后者。

《中华人民共和国职业病防治法》（以下简称《职业病防治法》）将职业病定义为：企业、事业单位和个体经济组织等用人单位的劳动者在职业活动中，因接触粉尘、放射性物质和其他有毒、有害因素而引起的疾病。

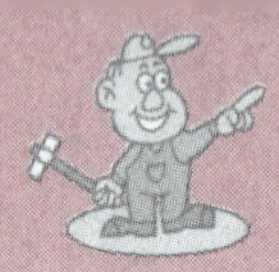

了解职业病相关知识是职业病预防的基础

医学上所称的职业病是泛指职业危害因素所引起的特定疾病，而在立法的意义上，职业病却具有一定的范围，即凡由国家政府主管部门明文规定的职业病，统称为法定职业病。发生职业病应该具备的三个条件：有害因素的性质；有害物质能在体内蓄积；人的健康状况。

“职业健康”，在我国历来被称为“劳动卫生”“职业卫生”等，2001年12月，原国家经贸委、国家安全生产监督管理局在修订《职业安全健康管理体系试行标准》时，首次将“职业卫生”一词修订为“职业健康”。目前在我国，劳动卫生、职业卫生、职业健康等叫法并存，其内涵是相同的。

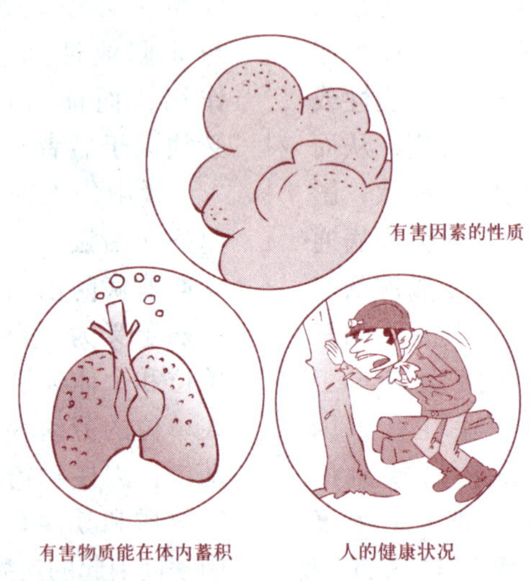

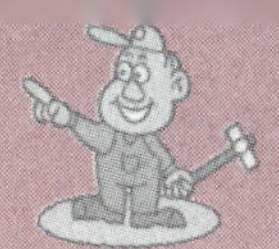

2. 职业有害因素的种类和来源

职业危害因素是指与生产有关的劳动条件包括生产过程、劳动过程和生产环境，对劳动者健康和劳动能力产生有害作用的职业因素。职业危害因素按其性质可以分为以下几种：

（1）物理性有害因素：异常气候条件，包括高温、高湿、低温、高气压、低气压等；电磁辐射，如红外线、紫外线、激光、微波、高频电磁场等；电离辐射，如X射线、γ射线；噪声和振动。

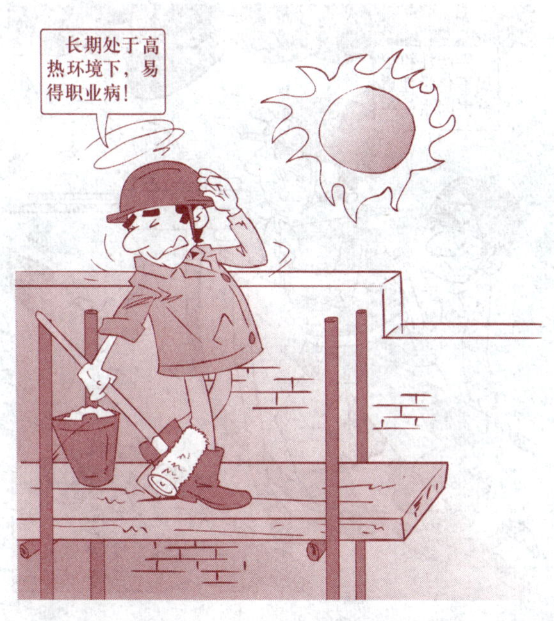

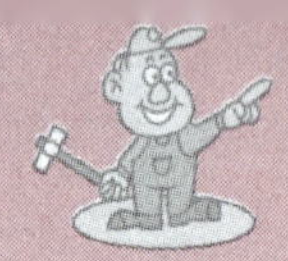

（2）化学性质有害因素：毒物，如铅、汞、苯、一氧化碳等；生产性粉尘，如矽尘、石棉尘、煤尘等。

（3）生物性有害因素：如皮毛上的炭疽杆菌及森林脑炎病毒、布氏杆菌等。

（4）其他有害因素：劳动组织和制度不合理；劳动强度过大或生产定额不当；个体个别器官或系统过度紧张；生产场所建筑设施不符合设计卫生标准要求；缺乏适当的机械通风、人工照明等安全技术措施；缺乏防尘、防毒、防暑降温、防寒保暖等设施，或设施不完善；安全防护或防护器具有缺陷。

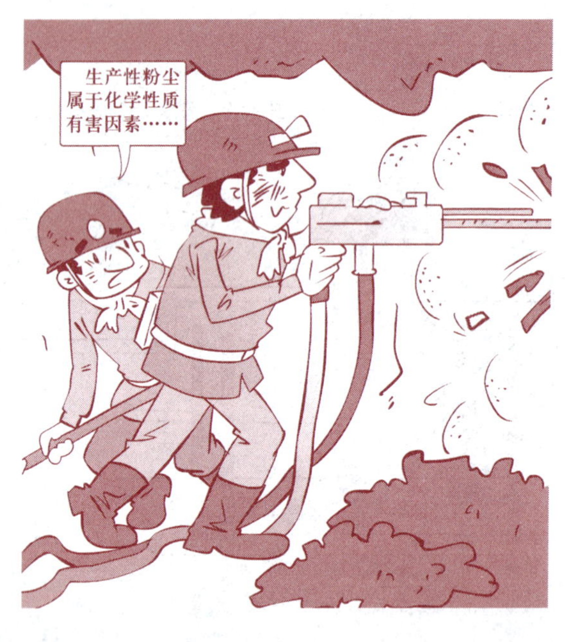

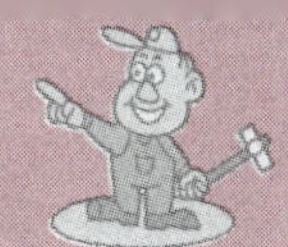

职业危害因素按照其分布，主要包括：

（1）生产工艺过程。生产工艺过程中的职业危险因素随着生产技术、机器设备、使用材料和工艺流程的变化而变化，如与生产工艺过程有关的原材料、工业毒物、粉尘、噪声、振动、高温、辐射及传染性病源等因素有关。

（2）劳动过程。劳动过程中的职业危险因素主要与生产工艺的劳动组织情况、生产设备布局、生产制度、作业人员体位和方式以及智能化的程度有关。

（3）作业环境。其中的职业危险因素主要是作业场所的环境，如室外不良气象条件，室内由于厂房狭小、车间位置不合理、照明不良与通风不畅等因素的影响都会对作业人员产生影响。

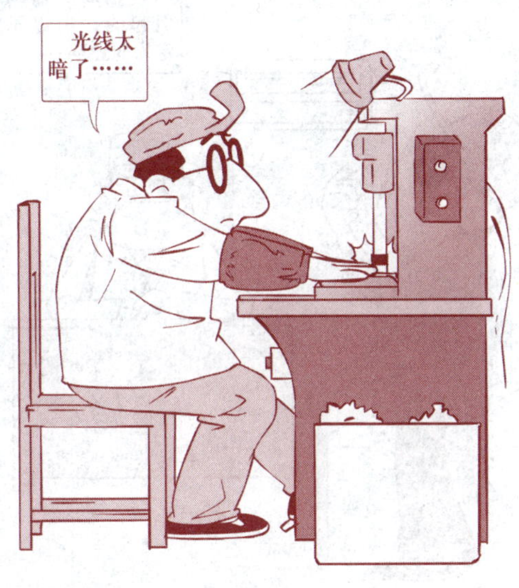

3. 我国法定的职业病

随着经济发展和科技进步，各种新材料、新工艺、新技术不断出现，产生的职业危害因素种类越来越多，导致职业病的范围越来越广，一些以前没有过的职业病不断出现。考虑社会经济发展状况，我国对法定职业病的范围不断地进行修订，从1957年规定的14种法定职业病，直到目前的10大类115种。

因此，判定某种疾病是否属于职业病，主要是查询是否属于国家以法律、法规形式规定了的职业病范围，同时还要考虑是不是由职业活动引起的。只有这样，才能被确诊并认定为职业病，享受政府规定的劳动保护待遇。

对不起，您的失明不是在职业活动中引起的，所以不能定为职业病！

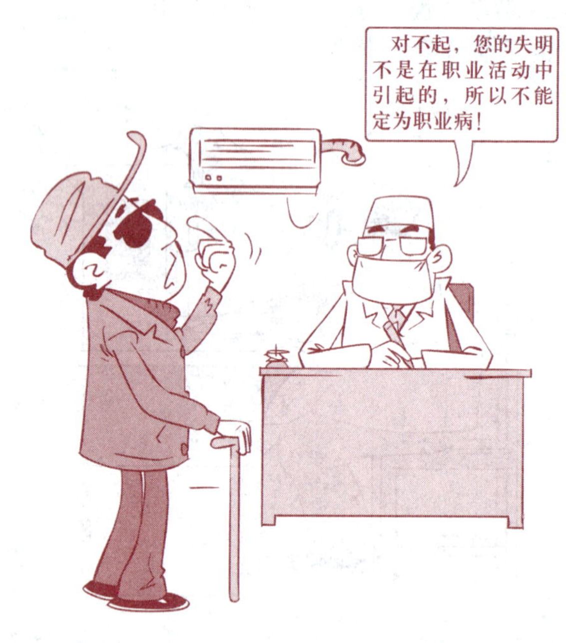

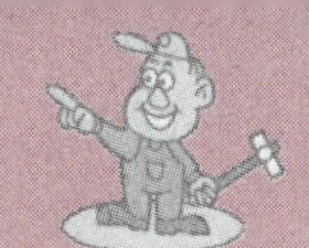

了解职业病相关知识是职业病预防的基础

根据《职业病防治法》有关规定，卫生部、人力资源和社会保障部下发了关于印发《职业病目录》的通知。国家规定的纳入职业病范围的职业病分10类115种。

（1）尘肺：矽肺、煤工尘肺、石棉肺等13种。

（2）职业性放射性疾病：外照射急性放射病、内照射放射病、放射性肿瘤等11种。

（3）职业中毒：铅及其化合物中毒、汞及其化合物中毒、镉及其化合物中毒等56种。

（4）物理因素所致职业病：中暑、高原病、手臂振动病等5种。

（5）生物因素所致职业病：炭疽、森林脑炎、布氏杆菌病3种。

（6）职业性皮肤病：接触性皮炎、光敏性皮炎、电光性皮炎等8种。

（7）职业性眼病：化学性眼部灼伤、电光性眼炎、职业性白内障3种。

（8）职业性耳鼻喉口腔疾病：噪声聋、铬鼻病、牙酸蚀病3种。

（9）职业性肿瘤：石棉所致肺癌和间皮瘤、联苯胺所致膀胱癌、苯所致白血病等8种。

（10）其他职业病：金属烟热、职业性哮喘、棉尘病等8种。

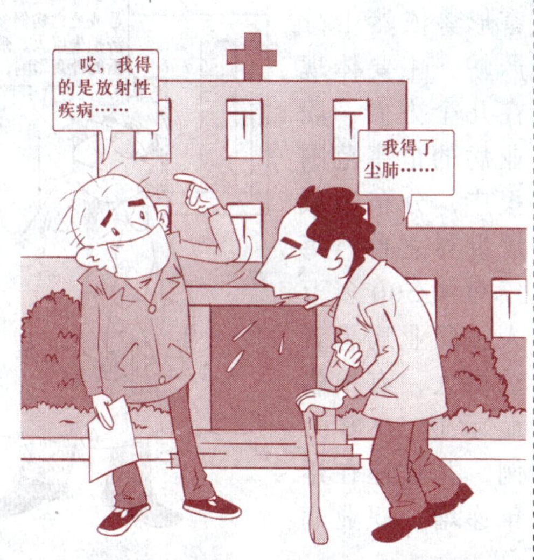

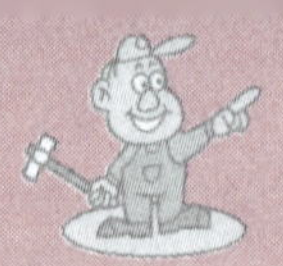

4. 预防职业病的重要意义

新中国成立以来，我国职业卫生工作取得了长足的发展,国家相关法律、法规逐步健全，全社会对职业病防治的安全意识也逐渐地增强了，大中型企业职业卫生条件有了较大的改善，职业病高发的势头得到了一定的遏制。

然而，随着经济的快速发展和工业化、城镇化不断推进，当前我国的职业病危害形势依然十分严峻，主要体现在几个方面：职业病的危害范围很广，分布领域居世界之首，每年净增500多万人；职业病患者总量大，有报告显示达50多万例，并且还在逐年递增；职业病发病率高，造成死亡病例多，经济损失巨大，带来严重的社会影响。

因此，尽快构建高效的职业病预防管理体制，健全职业病防治法律法规体系，加强企业职业卫生软、硬件建设，提高从业人员对职业病防治的认识和安全技能，已经成为当前我国的一项重要的工作之一。

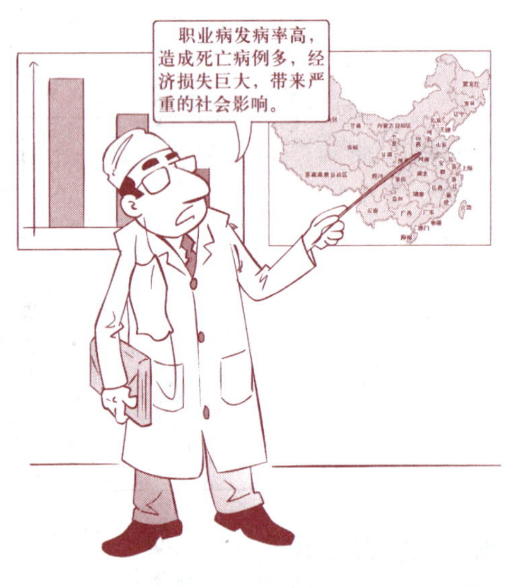

第二部分 我国职业病预防工作坚持“预防为主，防治结合”的方针

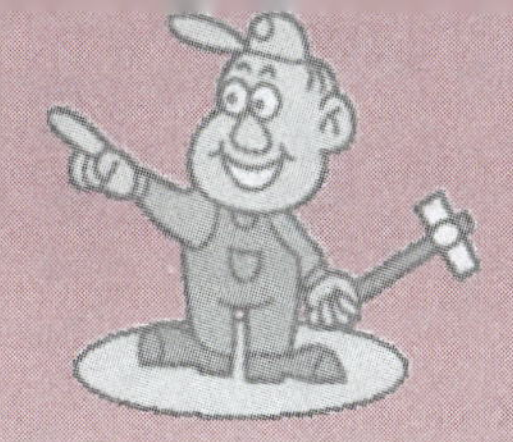

1. 我国职业病预防相关的法律法规

我国党和人民政府一直高度重视职业病防治工作，经过几十年的不懈努力，关于职业病防治的法律、法规体系已经基本形成，职业病防治的管理体系初步实现配套齐全，职业病预防工作正在朝着先进水平迈进。

我国职业病预防法规体系共有 5 个层次：

（1）宪法。《宪法》是国家的根本大法，具有最高的法律效力，是其他立法工作的根据。《宪法》第四十二条规定：国家通过各种途径，创造劳动就业条件，加强劳动保护，改善劳动条件，并在发展生产的基础上，提高劳动报酬和福利待遇。

（2）法律。例如，《职业病防治法》《安全生产法》《劳动法》等。

作为国家根本大法，我在第四十二条对职业病预防有规定。
《宪法》

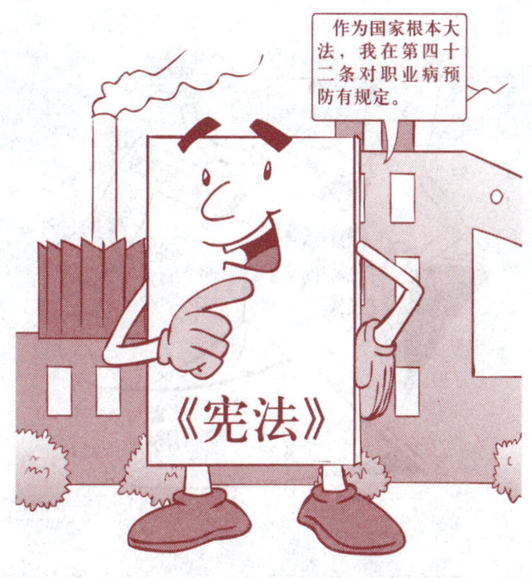

（3）行政法规。例如《使用有毒物品作业场所劳动保护条例》《放射性同位素与射线装置放射防护条例》《尘肺病防治条例》《危险化学品安全管理条例》等。

（4）地方性法规。地方性法规是由省、自治区、直辖市、经国务院批准的较大的市的人大及其常委会，根据本行政区域的具体情况和实际需要制定和颁布的、在本行政区域内实施的规范性文件的总称。

（5）部门规章。规章是由国务院各部委和具有行政管理职能的直属机构，省、自治区和直辖市的人民政府制定的。

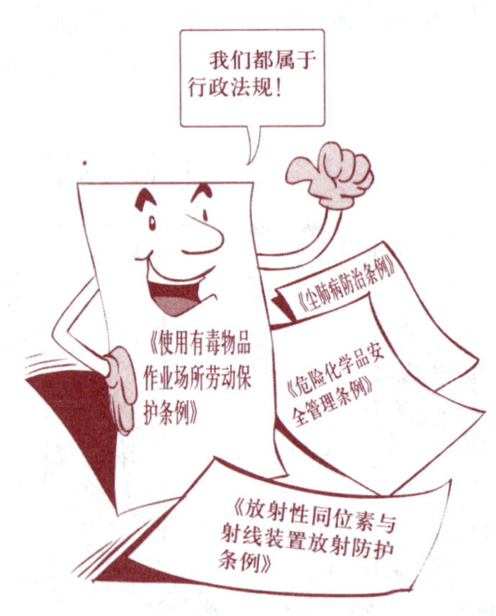

我国职业病预防工作坚持“预防为主，防治结合”的方针

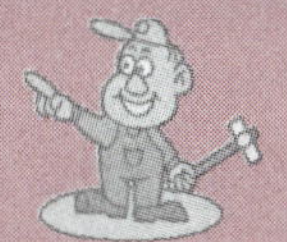

上述的法律、法规再加上相关的标准共同对企业的职业安全卫生提出了全面、具体的要求，形成了我国职业病防治的法规体系框架。

职业病防治标准属于职业卫生技术法规，在预防和控制职业危害中具有特别重要的地位，是进行预防性和经常性职业卫生监督的重要依据，是制定职业病防治法规的基础。

《职业病防治法》明确规定，我国的职业病防治工作坚持预防为主、防治结合的方针，建立用人单位负责、行政机关监管、行业自律、职工参与和社会监督的机制，实行分类管理、综合治理。

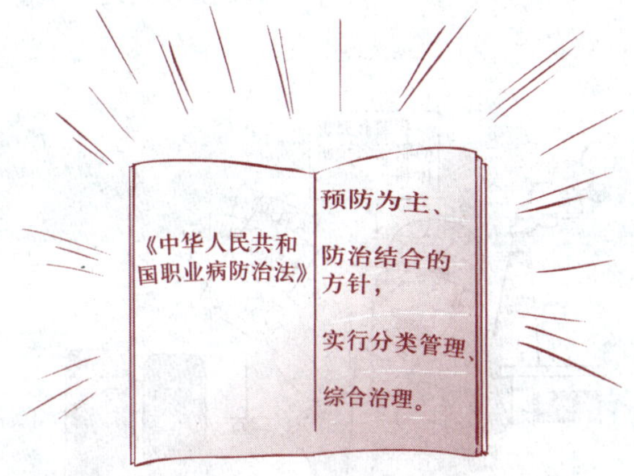

2. 我国职业病预防体制和相关政府部门的职责

2003年10月23日，中央机构编制委员会办公室下发了《关于国家安全生产监督管理局（国家煤矿安全监察局）主要职责内设机构和人员编制调整意见的通知》（中央编办发[2003]15号），对职业卫生监督管理的管理职能进行了调整。

2010年10月8日，中央机构编制委员会办公室下发了《关于职业卫生监管部门职责分工的通知》（中央编办发[2010]104号），对职业卫生监督管理的职责进行了明确的划分。

《关于职业卫生监管部门职责分工的通知》还明确了人力资源和社会保障部和全国总工会关于职业卫生相关的职责。

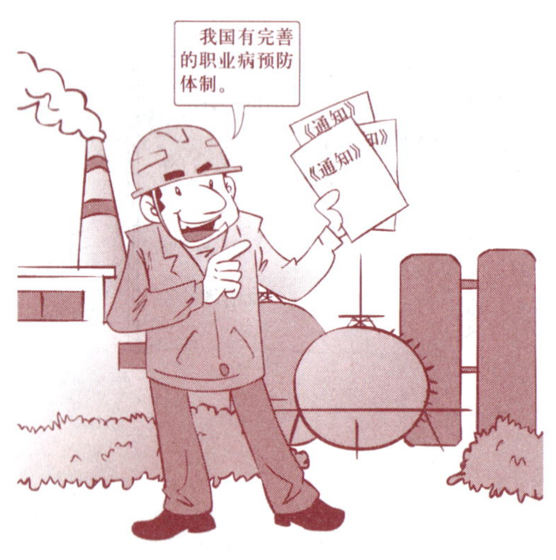

我国职业病预防工作坚持“预防为主，防治结合”的方针

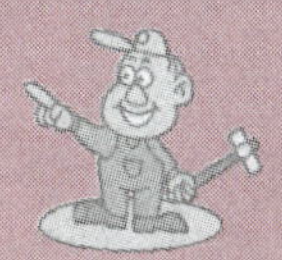

我国职业卫生监督管理职责由卫生部门和安全生产监督管理部门共同承担，各部门有明确的分工，并建立了协调工作机制：

（1）卫生部制定或发布涉及作业场所的法规应与国家安全生产监督管理总局共同研究、协商。

（2）两个部门每年召开一次以上协调会，通报有关情况，协调有关工作。卫生部门就卫生监护监督检查向安全生产监督管理部门通报，安全监督管理部门要将作业场所职业危害申报情况、职业卫生安全许可证发放情况及监督检查中发现的重要问题及时向卫生部门通报。

（3）卫生部门认定的职业卫生技术服务机构承担作业场所的检测、出证和评价等技术工作时，应及时向当地安全生产监督管理部门通报，安全监督管理部门如发现违法行为应及时通报卫生部门予以查处。

职业卫生监督管理职责由我们卫生部门和你们安全生产监督管理部门共同承担，我们要好好配合啊！

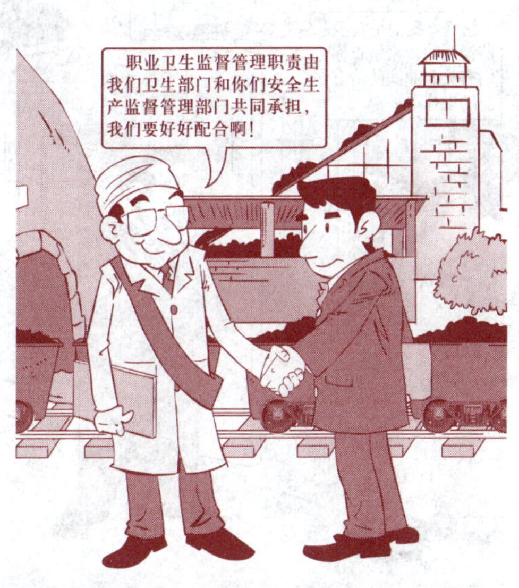

国家安全生产监督管理总局的职业卫生监管职责是：

（1）起草职业卫生监督管理有关法规，制定用人单位职业卫生监督管理相关规章。组织拟订国家职业卫生标准中的用人单位职业危害因素工程控制、职业防护设施、个体职业防护等相关标准。

（2）负责用人单位职业卫生监督检查工作，依法监督用人单位贯彻执行国家有关职业病防治法律法规和标准情况，组织查处职业危害事故和违法违规行为。

（3）负责新建、改建、扩建工程项目和技术改造、技术引进项目的职业卫生“三同时”审查及监督检查。负责监督管理用人单位职业危害项目申报工作。

您好，我们是安全监管局的，来检查你们有关职业病防治方面的工作……
欢迎，快请进！
×××生产有限公司

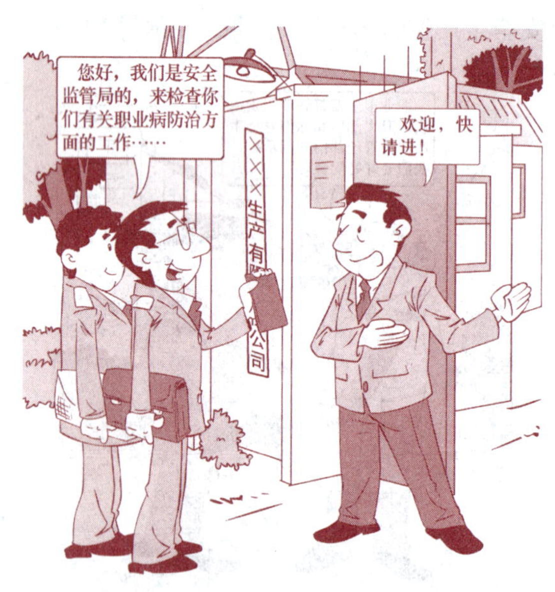

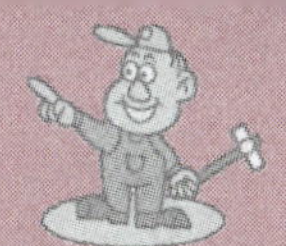

（4）负责依法管理职业卫生安全许可证的颁发工作；负责职业卫生检测、评价技术服务机构的资质认定和监督管理工作；组织指导并监督检查有关职业卫生培训工作。

（5）负责监督检查和督促用人单位依法建立职业危害因素检测、评价、劳动者职业健康监护、相关职业卫生检查等管理制度；监督检查和督促用人单位提供劳动者健康损害与职业史、职业危害接触关系等相关证明材料。

（6）负责汇总、分析职业危害因素检测、评价、劳动者职业健康监护等信息，向相关部门和机构提供职业卫生监督检查情况。

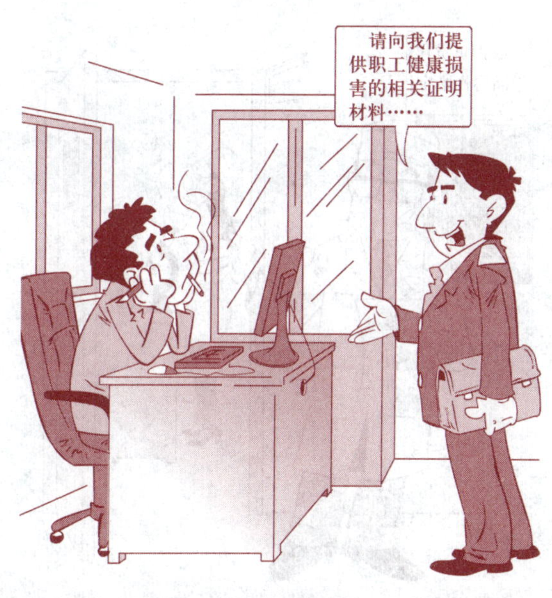

卫生部承担的职业卫生职责是：

（1）负责会同安全生产监督管理总局、人力资源和社会保障部等有关部门拟订职业病防治法律法规、职业病防治规划，组织制定、发布国家职业卫生标准。

（2）负责监督管理职业病诊断与鉴定工作。

（3）组织开展重点职业病监测和专项调查，开展职业健康风险评估，研究提出职业病防治对策。

（4）负责化学品毒性鉴定、个人剂量监测、放射防护器材和含放射性产品检测等技术服务机构的资质认定和监督管理；审批承担职业卫生检查、职业病诊断的医疗卫生机构并进行监督管理，规范职业病的检查和救治；会同相关部门加强职业病防治机构建设。

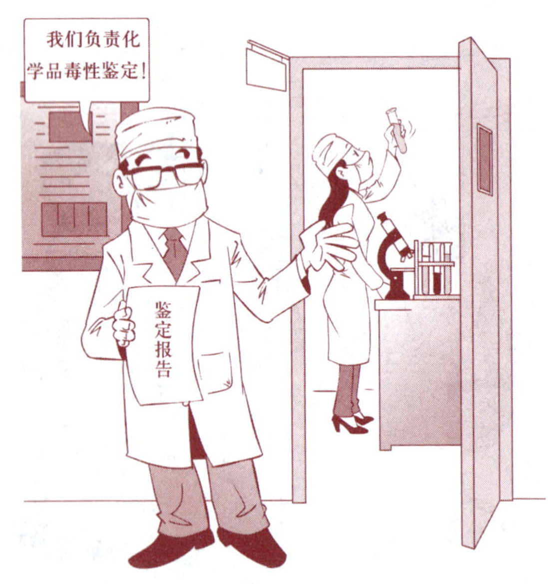

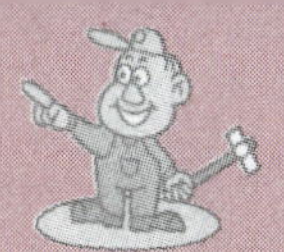

（5）负责医疗机构放射性危害控制的监督管理。

（6）负责职业病报告的管理和发布，组织开展职业病防治科学研究。

（7）组织开展职业病防治法律、法规和防治知识的宣传教育，开展职业人群健康促进工作。

人力资源和社会保障部的职业卫生职责：负责劳动合同实施情况监督管理工作，督促用人单位依法签订劳动合同；依据职业病诊断结果，做好职业病人的社会保障工作。

全国总工会的职业卫生职责：依法参与职业危害事故调查处理，反映劳动者职业健康方面的诉求，提出意见和建议，维护劳动者合法权益。

通过他们的宣传教育，我们受益匪浅……
职业病预防宣教车

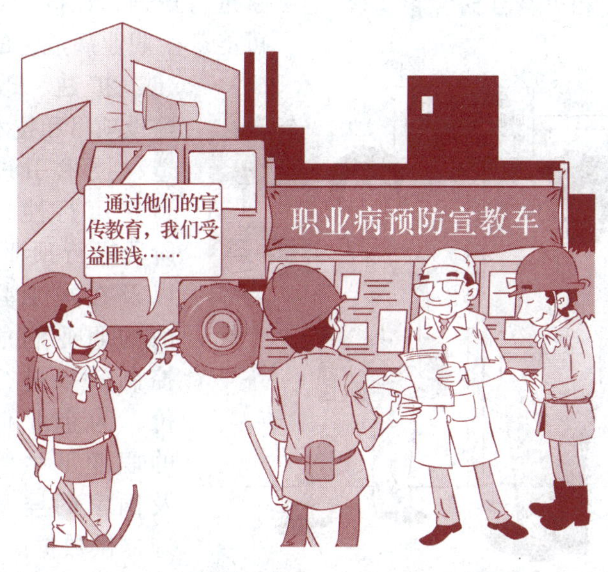

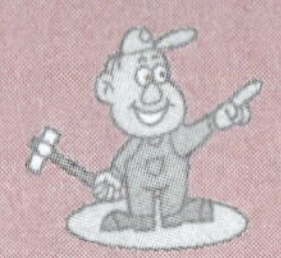

3. 职业病危害评价和建设项目“三同时”

基本建设工程项目，又叫做建设项目，是指按一个总体设计组织施工，建成后可以独立地形成生产能力或者使用价值的建设工程。具体地说，建设项目一般指符合国家总体建设规划，能独立发挥生产功能或满足人们生活需要，其项目建议书经批准立项和可行性研究报告经批准的建设任务。如工业建设中的一座工厂、一个矿山，民用建设中的一个居民区、一幢住宅、一所学校等均为一个建设项目。建设项目包括基本建设项目（新建、扩建等扩大生产能力的建设项目）和技术改造项目。

职业病危害评价是指依据国家有关职业卫生法律法规及标准，对企业作业场所的职业病危害因素进行识别、评价，对其可能产生职业病危害的新建、扩建、改建建设项目和技术改造、技术引进项目在可行性论证阶段进行预评价，以及在竣工验收前的职业病危害控制效果进行评价，为企业自身的职业卫生管理及国家的监督管理提供数据。

您放心，对有关职业病危害，我们有充分的考虑。
XXX建设项目
职业病危害控制

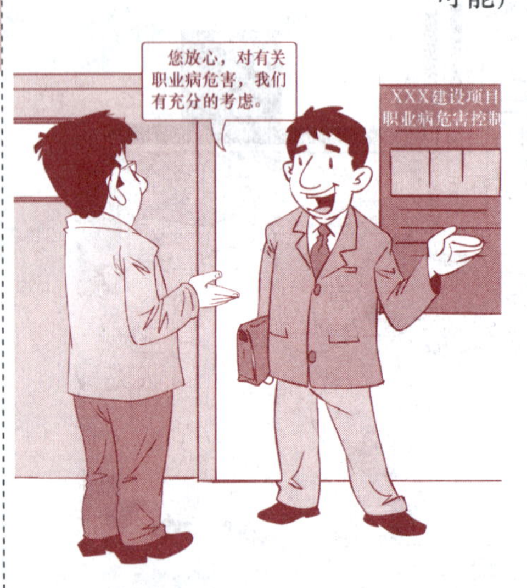

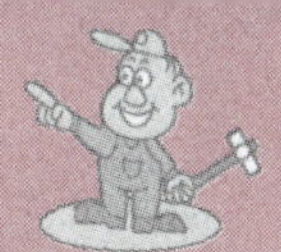

按照《职业病防治法》《安全生产法》的要求，对建设项目要进行职业病危害评价。职业病危害评价包括建设项目职业病危害预评价和职业病危害控制效果评价两种。

建设项目职业病危害预评价，主要是对建设项目开工之前的职业病防护设施与设计的预期效果进行准确的评估，并提出改进和增设等建议，同时又直接为建设项目的设计提供依据。

职业病危害控制效果评价，是建设项目在竣工验收前，建设单位按照有关规定委托具有相应资质的职业卫生服务机构进行的评价工作。2006年7月27日卫生部发布的《建设项目职业病危害分类管理办法》（卫生部令第49号）明确规定：建设项目竣工后，在试运行期间，应当对职业病防护设施运行情况和工作场所职业病危害因素进行监测，并在试运行6个月内进行控制效果的评价。

经过对试运行这6个月的监控，你们对职业病危害的控制效果是合格的。

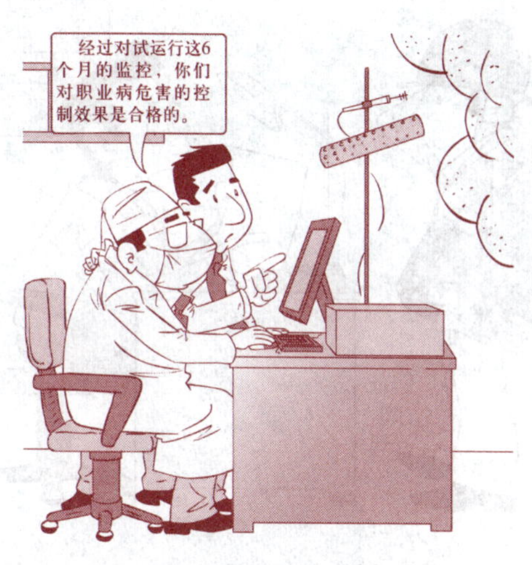

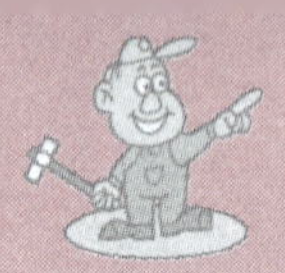

我国职业病预防工作坚持“预防为主，防治结合”的方针

职业病危害预评价报告应当报送建设项目所在地安全生产监督管理部门备案。

建设项目竣工验收时，其职业病危害防护设施依法经验收合格，取得职业病危害防护设施验收批复文件后，才能投入生产和使用。

职业病危害评价是控制职业性有害因素，保护从业人员职业安全卫生的重要措施，也是对建设项目实施作业场所卫生监督管理的重要依据，是每个建设项目必须履行的法律责任。职业病危害评价书也是建设项目可行性研究报告的重要篇章，是建设项目取得开工运行资质的重要审查内容之一。

由于你们的职业病危害控制效果评价没有通过，所以无法颁发验收合格证。

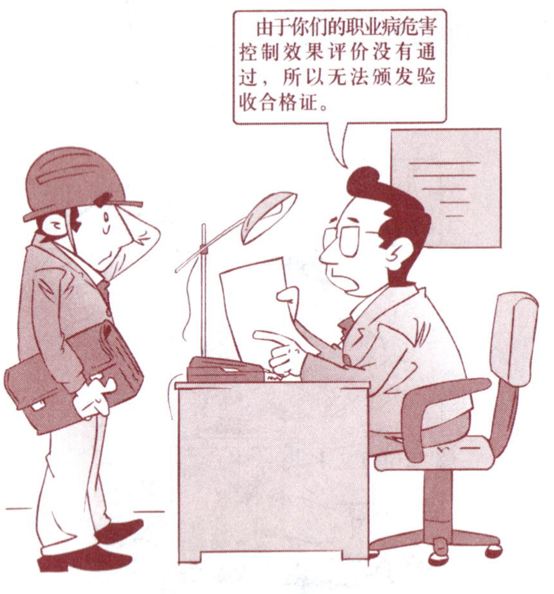

我国职业病预防工作坚持“预防为主，防治结合”的方针

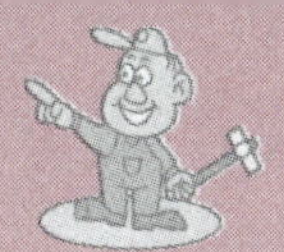

《安全生产法》规定：生产经营单位新建、改建、扩建工程项目的安全设施，必须与主体工程同时设计、同时施工、同时投入生产和使用。安全设施投资应当纳入建设项目概算。

《职业病防治法》规定：建设项目的职业病防护设施所需费用应当纳入建设项目工程预算，并与主体工程同时设计、同时施工、同时投入生产和使用。

《劳动法》规定：劳动安全卫生设施必须符合国家规定的标准。新建、改建、扩建工程的劳动安全卫生设施必须与主体工程同时设计、同时施工、同时投入生产和使用。

求求您了，由于资金紧张，安全设施投资能不能以后再说啊？
这可绝对不行！

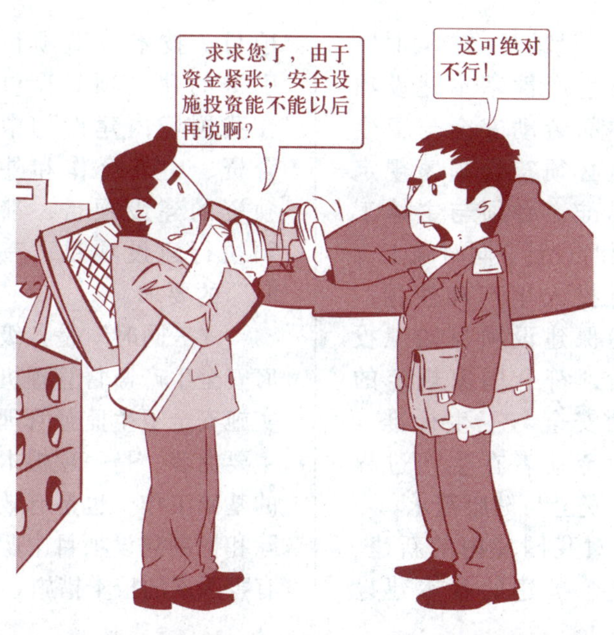

实践证明，“三同时”的确能有效地消除和控制建设项目中的职业有害因素……

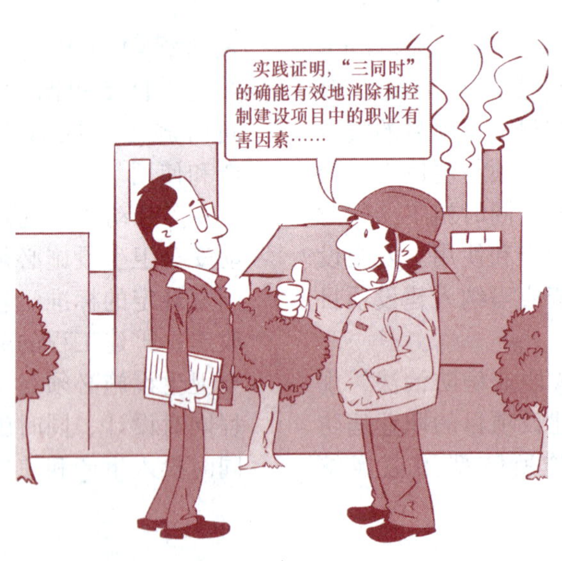

建设项目“三同时”是指生产性基本建设项目中的劳动安全与卫生设施必须符合国家规定的标准，必须与主体工程同时设计、同时施工、同时投入生产和使用，以确保建设项目竣工投产后，符合国家规定的劳动安全与卫生标准，保障劳动者在生产过程中的安全与健康需求。

对我国境内的新建、改建、扩建的基本建设项目、技术改造项目和引进的建设项目，包括在我国境内建设的中外合资、中外合作和外商独资的建设项目，都必须执行建设项目“三同时”的要求。

“三同时”是各级政府安全生产监督管理机构实施安全卫生监督管理的主要内容，是一项根本性的基础工作，也是有效消除和控制建设项目中职业有害因素的根本措施。

这是落实“三同时”规定的具体要求及相关的资料……

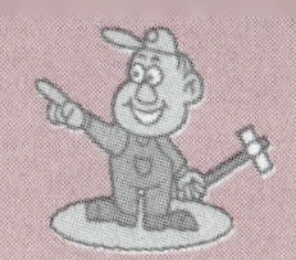

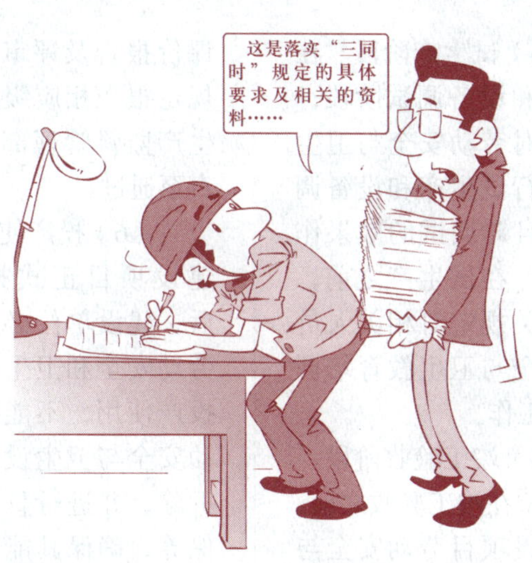

实施建设项目“三同时”制度，具体包括以下工作内容：

（1）可行性研究阶段。在建设项目可行性研究阶段，应按有关要求实施建设项目劳动安全与卫生预评价，预评价工作应该在建设项目初步设计会审前完成。

（2）初步设计阶段。在编制初步设计文件时，设计单位应严格遵守我国有关劳动安全与卫生的法律法规和标准，并应依据安全生产监督管理机构批复的劳动安全与卫生预评价报告中提出的措施建议，编制劳动安全专篇，完善初步设计。

（3）施工阶段。建设单位在进行主体施工时，应同时严格按照设计的施工方案，对劳动安全与卫生设施进行施工。建设单位对承担施工任务的单位提出落实“三同时”规定的具体要求，并负责提供相关的资料和条件。

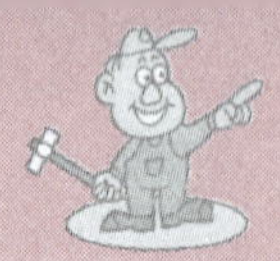

（4）试生产阶段。在试生产和设备调试阶段，应同时对劳动安全与卫生设施进行试生产和设备调试，并且对调试的效果作出评价。在试生产之前，按照有关规定对相关人员进行安全与卫生教育培训和取证工作。

（5）竣工验收阶段。建设单位在竣工验收之前，应将建设项目劳动安全与卫生验收专题报告和验收评价报告及评审意见，按规定报送相应级别的安全生产监督管理部门审批，直至通过。

（6）投产使用阶段。建设项目正式投产使用后，建设单位必须同时将劳动安全和卫生设施进行投产使用，不能擅自将劳动安全与卫生设施闲置或拆除，并进行日常维护和保养，确保其能发挥应有的效用。

感觉项目投产使用后，这个污水处理池用处不大，不如拆了吧？
那可不行！卫生设施是不能擅自拆除的。

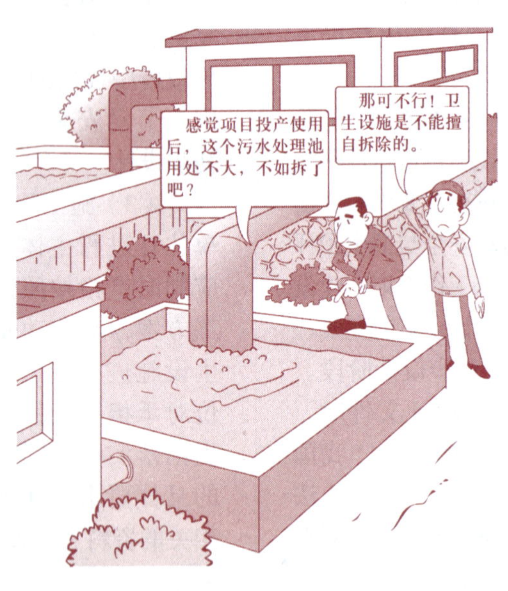

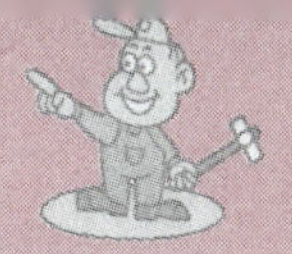

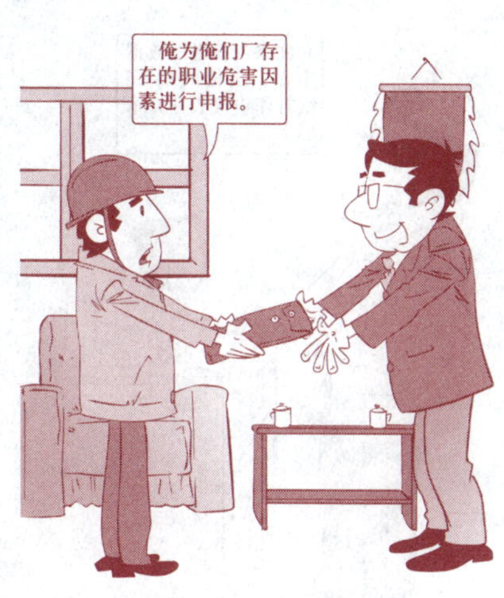

4. 生产经营单位的职业危害申报

存在职业病危害的生产经营单位或建设项目作业场所，按照法律、法规的规定要及时、如实地将本单位的职业危害因素向安全生产监督管理部门申报，并接受安全生产监督管理部门的监督检查。

2009年9月8日，《作业场所职业危害申报管理办法》（国家安全生产监督管理总局令第27号）正式发布，自2009年11月1日起施行。

职业危害申报工作实行属地分级管理。生产经营单位应当按照规定对本单位作业场所职业危害因素进行检测、评价，并按照职责分工向其所在地县级以上安全生产监督管理部门申报。

中央企业及其所属单位的职业危害申报，按照职责分工向其所在地设区的市级以上安全生产监督管理部门申报。

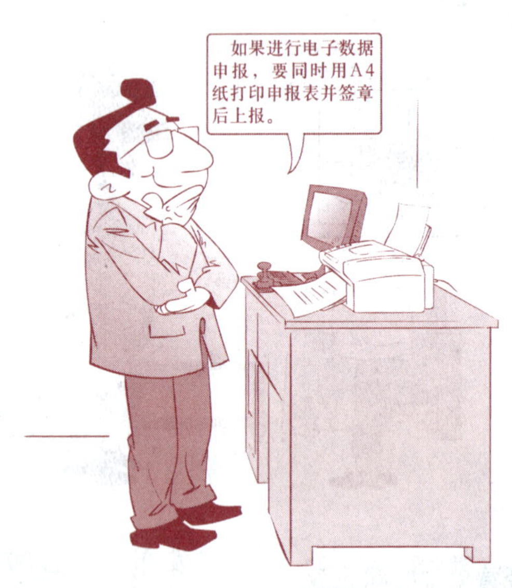

生产经营单位申报职业危害时，可采用电子和文本的方式申报提交，如果通过申报与备案管理系统进行电子数据申报，要同时用A4纸打印申报表并签章后上报。职业危害申报应当提交《作业场所职业危害申报表》和下列有关资料：

（1）生产经营单位的基本情况。

（2）产生职业危害因素的生产技术、工艺和材料的情况。

（3）作业场所职业危害因素的种类、浓度和强度的情况。

（4）作业场所接触职业危害因素的人数及分布情况。

（5）职业危害防护设施及个人防护用品的配备情况。

（6）对接触职业危害因素从业人员的管理情况。

（7）法律法规和规章规定的其他资料。

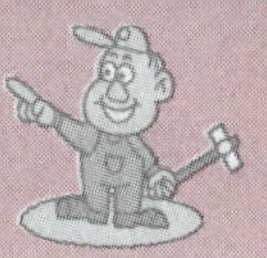

生产经营单位应当按照以下要求履行职业病危害申报职责。

作业场所职业病危害每年申报一次。生产经营单位下列事项发生重大变化的，应当按照相关规定向原申报机关申报变更：

（1）进行新建、改建、扩建、技术改造或者技术引进的，在建设项目竣工验收之日起30日内进行申报。

（2）因技术、工艺或者材料发生变化导致原申报的职业病危害因素及其相关内容发生重大变化的，在技术、工艺或者材料变化之日起15日内进行申报变更。

（3）生产经营单位名称、法定代表人或者主要负责人发生变化的，在发生变化之日起15日内进行申报变更。

生产经营单位终止生产经营活动的，应当在生产经营活动终止之日起15日内向原申报机关报告并办理相关注销手续。

建设项目进行了改建，快去进行职业病危害申报变更……

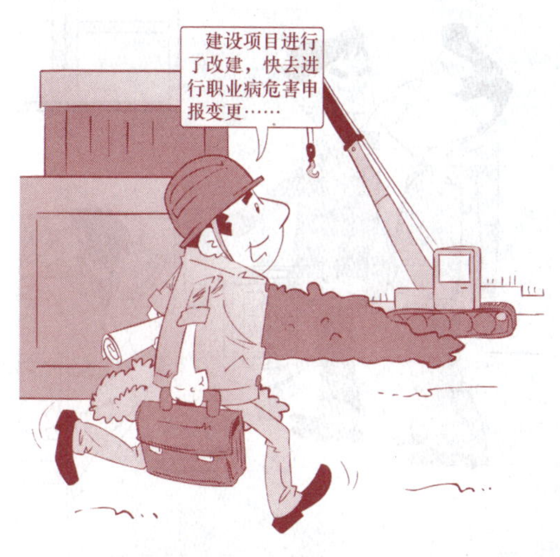

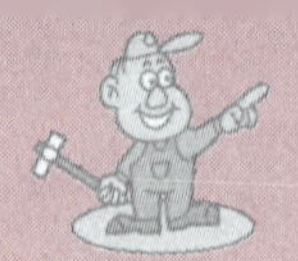

5. 职业卫生安全许可证制度

为规范使用有毒物品作业场所的职业卫生条件，进一步加强作业场所职业卫生安全监督管理，预防、控制和消除职业中毒危害，国家对这类作业场所实行职业卫生安全许可制度。

职业卫生安全许可证的颁发管理工作实行“用人单位申请、三级发证、属地监管”的原则。

用人单位的有职业病危害作业场所，除应当符合《职业病防治法》规定的职业卫生要求外，还必须符合下列要求：

（1）作业场所与生活场所分开，作业场所不得住人。

（2）有害作业与无害作业分开，高毒作业场所与其他作业场所隔离。

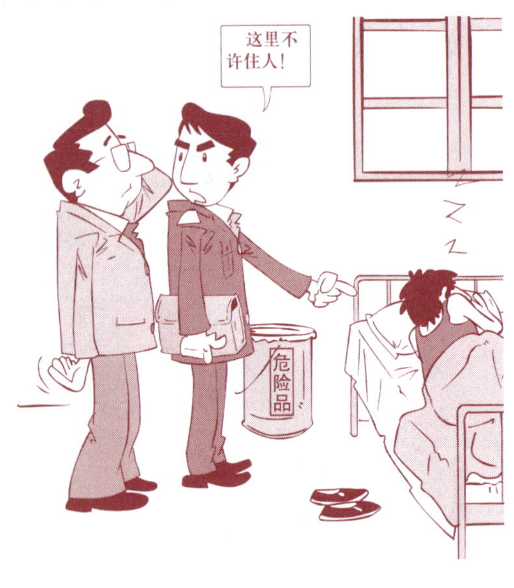

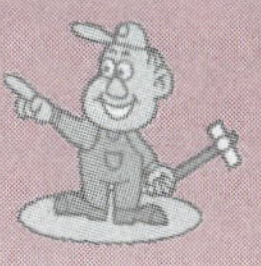

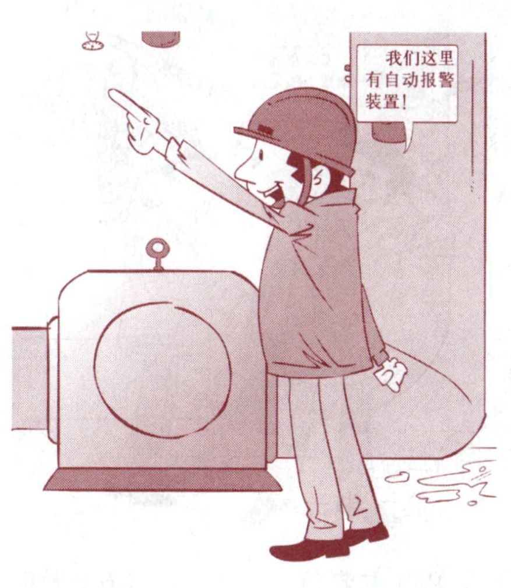

（3）设置有效的通风装置；可能突然泄漏大量有毒物品或者易造成急性中毒的作业场所，设置自动报警装置和事故通风设施。

（4）高毒作业场所设置应急撤离通道和必要的泄险区。

（5）用人单位及其作业场所符合规定的，由安全生产监督管理部门发给职业卫生安全许可证，方可从事使用有毒物品的作业。

有职业病危害的生产经营单位取得职业卫生安全许可证，应当采取以下职业卫生管理措施：

（1）设置职业卫生管理机构或组织，配备专职或兼职管理人员。

（2）建立、健全职业卫生岗位责任制，制定职业病危害申报、职业卫生教育培训、职业病危害因素监测检测、职业病危害防护设施维护保养、个体防护用品配备使用、应急救援、事故报告等职业卫生管理制度，编制岗位职业卫生操作规程。

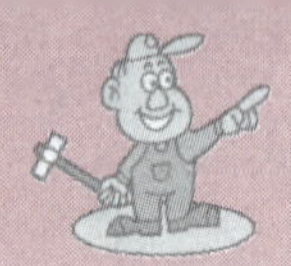

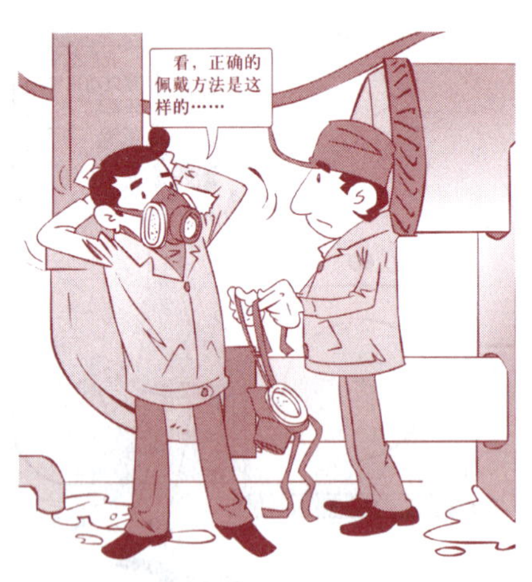

（3）用人单位主要负责人、职业卫生管理人员和使用有毒物品的作业人员，必须接受相关法律、法规教育和职业卫生知识培训；使用有毒物品的作业人员经培训考核合格，方可上岗作业。

（4）定期对作业场所进行职业病危害因素检测、评估，并建立职业卫生档案。

（5）为使用有毒物品的作业人员提供符合国家职业卫生标准的防护用品，并指导、督促作业人员正确使用。

（6）及时、如实向安全生产监督管理部门申报存在的职业病危害。

从事使用高毒物品作业的用人单位，在申报使用高毒物品作业项目时，应当提交下列的资料：职业中毒危害控制效果评价报告；职业卫生管理制度和操作规程等材料；职业中毒事故应急救援预案。

从事使用高毒物品作业的用人单位变更所使用的高毒物品品种的，应当向原受理申报的卫生行政部门重新申报。

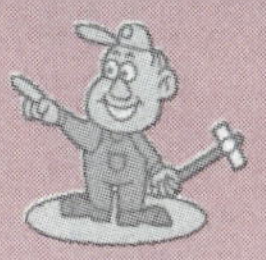

6. 职业健康监护及职业病报告

职业健康监护对广大从业人员来说是一项预防性措施，是法律赋予从业人员的权利，是用人单位必须对从业人员承担的义务。职业健康监护主要包括三个方面内容：职业健康检查；建立职业健康监护档案；职业病报告。

职业健康检查包括上岗前检查、在岗期间定期检查、离岗时检查、离岗后医学随访和应急健康检查5类：

上岗前健康检查的主要目的是发现有无职业禁忌证，建立接触职业病危害因素人员的基础健康档案。上岗前健康检查为强制性职业健康检查，应在开始从事有害作业前完成。

在岗期间定期健康检查的目的主要是早期发现职业病病人或疑似职业病病人或从业人员的其他健康异常改变；及时发现有职业禁忌证的从业人员；通过动态观察从业人员群体健康变化，评价工作场所职业病危害因素的控制效果。

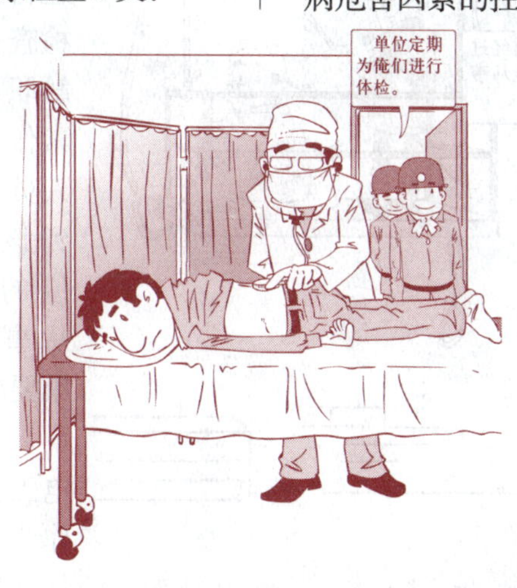

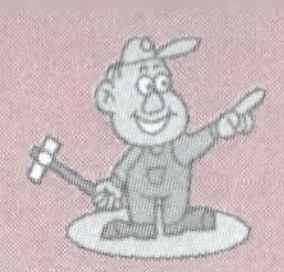

我国职业病预防工作坚持“预防为主，防治结合”的方针

从业人员在准备调离或脱离所从事的有职业病危害的作业或岗位前，应进行离岗时健康检查，主要目的是确定其在停止接触职业病危害因素时的健康状况。

如接触的职业病危害因素具有慢性健康影响，或发病有较长的潜伏期，在脱离接触后仍有可能发生职业病，需进行医学随访检查。尘肺病患者在离岗后需进行医学随访检查。

当发生急性职业病危害事故时，对遭受或者可能遭受急性职业病危害的从业人员，应及时组织健康检查。从事可能产生职业性传染病作业的从业人员，在疫情流行期或近期密切接触传染源者，应及时开展应急健康检查，随时监测疫情动态。

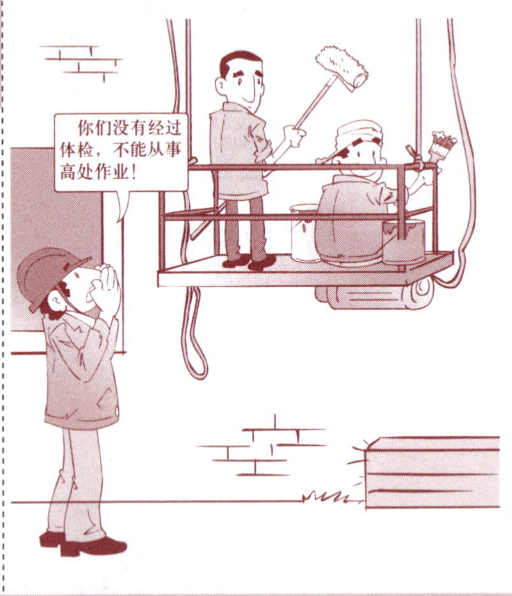

下列人员应进行上岗前健康检查：拟从事接触职业病危害因素作业的新录用人员，包括转岗到该种作业岗位的人员；拟从事有特殊健康要求作业的人员，如高处作业、电工作业、驾驶作业等。

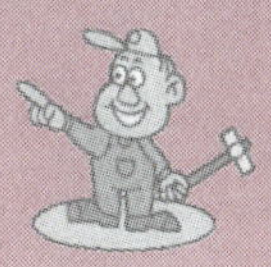

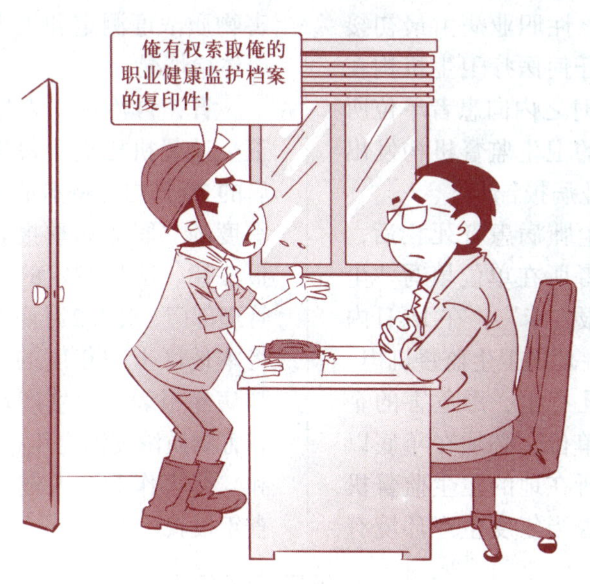

生产经营单位应当建立职业健康监护档案，每人1份。档案的内容包括：从业人员的职业史、既往史和职业病危害接触史；相应作业场所职业病危害因素监测结果；职业健康检查结果及处理情况；职业病诊疗等有关个人健康资料。

从业人员有权查阅、复印其本人职业健康监护档案。从业人员离开用人单位时，有权索取本人职业健康监护档案的复印件，用人单位应当如实、无偿提供，并在所提供的复印件上签章。

职业病报告实行以地方为主逐级上报的办法，不论是隶属国务院各部门，还是地方的企、事业单位发生的职业病，一律由所在地区的卫生监督机构统一汇总上报。

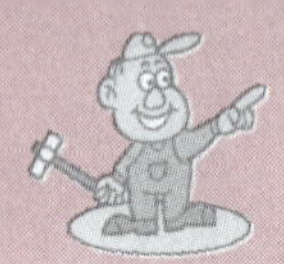

急性职业病由最初接诊的任何医疗卫生机构在24小时之内向患者单位所在地的卫生监督机构发出“职业病报告卡”。

尘肺病患者死亡后，由死者所在单位填写“尘肺病报告卡”，在15日内报所在地的卫生监督机构。

凡有尘、毒危害的企事业单位，必须在年底以前向所在地的卫生监督机构报告当年度生产环境有害物质浓度测定和工人健康体检情况。

省、自治区、直辖市卫生监督机构应于每季度后的20日内，将本地区上季度的“职业病季报表”报法律、法规指定的国家管理部门，次年2月底前，将本地区上一年度的“尘肺病年报表”“生产环境有害物质浓度测定年报表”和“有害作业工人健康检查年报表”报上报。

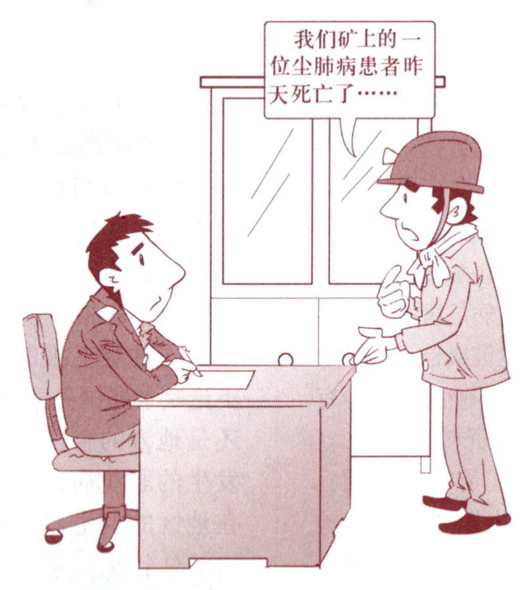

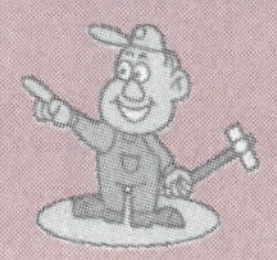

根据引发职业病的有害物质类别不同，分别编制了“尘肺病报告卡”“农药中毒报告卡”和“职业病报告卡”，按规定上报。

尘肺病报告卡，适用于我国境内一切有粉尘作业的用人单位。在统计年度内有首次被诊断为尘肺病的从业人员，或尘肺晋期、调出（人）本省的尘肺病患者和尘肺死亡者均应填卡报告。在岗的非编制职工患有尘肺病时也应填报。报告卡内容包括：用人单位的信息、尘肺病患者的基本信息、开始接尘日期、实际接尘工龄、尘肺病种类、胸片编号、诊断结论、报告类别、死亡信息、诊断单位、报告单位、报告人及报告日期等。

一旦得了尘肺病，就要被登记在“尘肺病报告卡”上了。

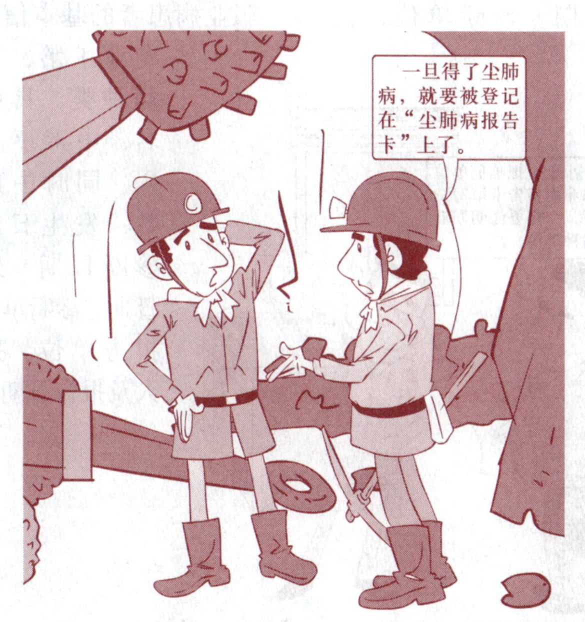

农药中毒报告卡，适用于在农林业等生产活动中使用农药或生活中误用各类农药而发生中毒者。因农药生产而发生中毒者归入职业病报告卡，不统计在农药中毒报告卡内。报告卡内容包括：用人单位的信息、农药中毒患者的基本信息、中毒农药名称、中毒农药类别、中毒类型、诊断日期、死亡日期、诊断单位、报告单位、报告人及报告日期等。

职业病报告卡，适用于我国境内一切有职业危害作业的用人单位，除尘肺病、农林业生产活动中使用农药或生活中误用各类农药而发生中毒以外的一切职业病的报告。该报告卡适用于新病例和死亡病例的报告。报告卡内容包括：用人单位的信息、职业病患者的基本信息、专业工龄、职业病种类、具体病名、中毒事故编码、同时中毒人数、发生日期、诊断日期、死亡日期、诊断单位、报告单位、报告人及报告日期等。

小王，把咱们单位职业病报告卡填写一下，一定要注明职业病种类等。

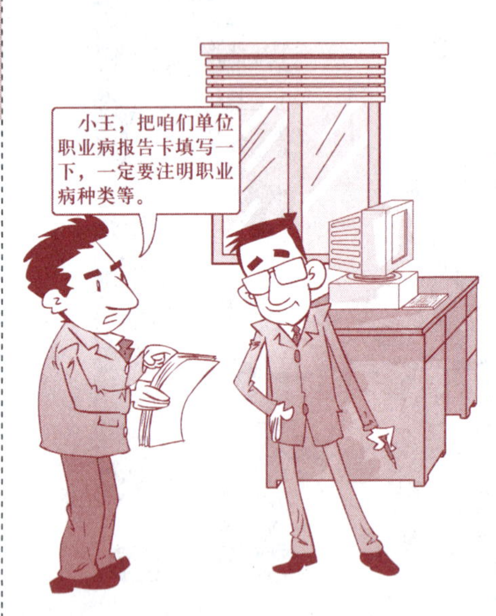

第三部分 从业人员应了解的主要职业病危害因素和职业病

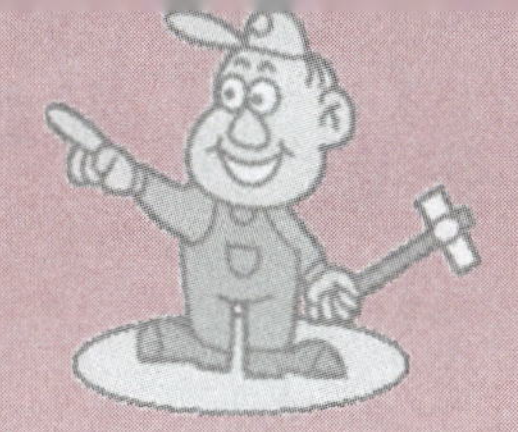

1. 生产性粉尘与尘肺病

在生产过程中形成的，能够较长时间漂浮在作业场所空气中的固体微粒，称为生产性粉尘。生产性粉尘按其性质一般分为以下几类：

（1）无机粉尘：矿物性粉尘，如石英、石棉、滑石、煤等；金属性粉尘，如铁、锡、铝、锰、铅、锌等；人工无机粉尘，如金刚砂、水泥、玻璃纤维等。

（2）有机粉尘：动物性粉尘，如毛、丝、骨质等；植物性粉尘，如棉、麻、草、甘蔗、谷物、木、茶等；人工有机粉尘，如有机农药、有机染料、合成树脂、合成橡胶、合成纤维等。

（3）混合性粉尘：它是上述各类粉尘，以两种以上物质混合形成的粉尘，在生产中这种粉尘最多见。

能够长时间漂浮
在空气中的微粒叫
做生产性粉尘。

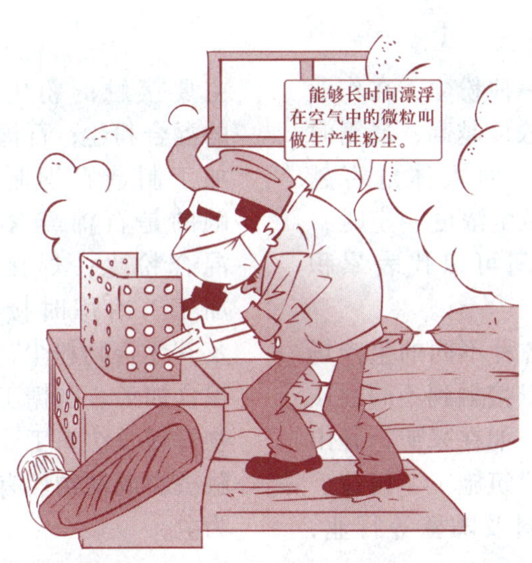

我接触的粉尘是石英的混合粉尘。
我接触的是植物有机粉尘。

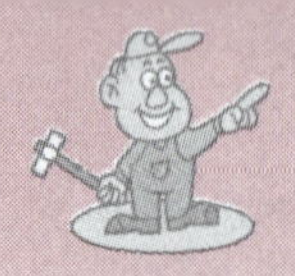

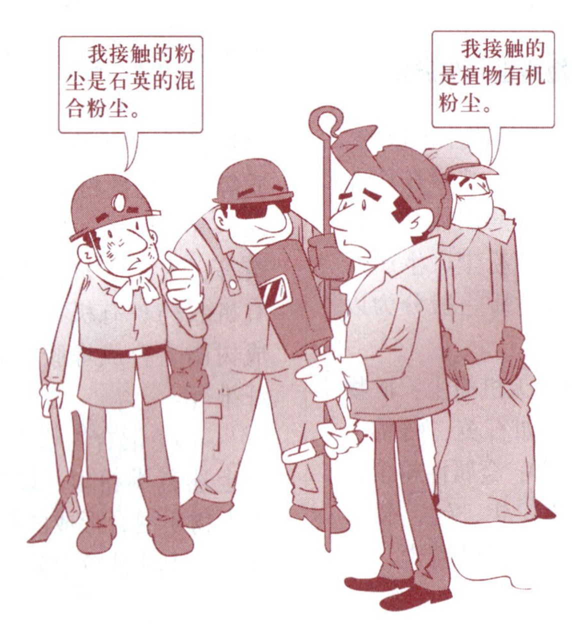

同一种粉尘，在作业环境中浓度越高，暴露时间越长，对人体危害越严重。粉尘浓度稳定时，接触时间可以代表累积接触量。

在各种不同的生产场所，可以接触到不同性质的粉尘。如在采矿、开山采石、建筑施工、铸造、耐火材料及陶瓷等行业，主要接触的粉尘是石英的混合粉尘；石棉开采、加工制造石棉制品时接触的是石棉或含石棉的混合粉尘；焊接、金属加工、冶炼时接触金属及其化合物粉尘；农业、粮食加工、制糖工业、动物管理及纺织工业等，接触植物或动物性有机粉尘为主。

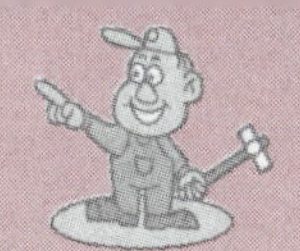

人体具有很强的保护性防御清除功能，使进入肺内的绝大部分粉尘排出体外。但长期吸入高浓度粉尘，吸入的粉尘量超过人体正常的防御功能时，就会引起一系列危害反应，其中危害最严重的是尘肺。

根据粉尘的不同特性，可对人体引起各种损害。如可溶性有毒粉尘进入呼吸道后，能很快被吸收后溶入血液，引起中毒；放射性粉尘，则可造成放射性损伤；某些硬质粉尘可损伤角膜及结膜，引起角膜混浊和结膜炎等；粉尘堵塞皮脂腺和机械性刺激皮肤时，可引起粉刺、毛囊炎、脓皮病及皮肤皲裂等；粉尘进入外耳道混在皮脂中，可形成耳垢影响听力等。粉尘对机体影响最大的是对呼吸系统的损害，包括上呼吸道炎症、肺炎（如锰尘）、肺肉芽肿（如铍尘）、肺癌（如石棉尘、砷尘）、尘肺（如二氧化硅等尘）以及其他职业性肺部疾病等。

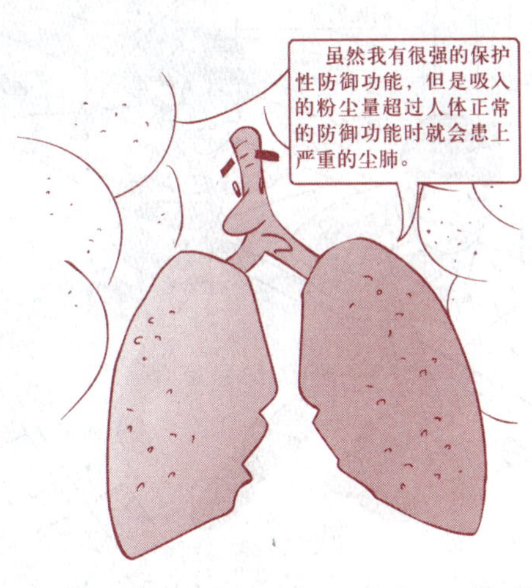

矽肺是尘肺中进展最快，最为严重，也最常见，影响面较广的一种职业病。

尘肺是由于在生产环境中长期吸入生产性粉尘而引起的以肺弥漫性间质纤维化改变为主的全身性疾病。它是职业性疾病中影响面最广、危害最严重的一类疾病。目前我国将尘肺病分为 12 类：

（1）矽肺，吸入高浓度游离二氧化硅粉尘所致。

（2）煤工尘肺，吸入游离二氧化硅含量较低的煤尘所致。

（3）石墨尘肺，吸入石墨粉尘所致。

（4）碳墨尘肺，吸入炭黑粉尘所致。

（5）石棉肺，吸入石棉粉尘所致。

（6）滑石肺，吸入滑石粉尘所致。

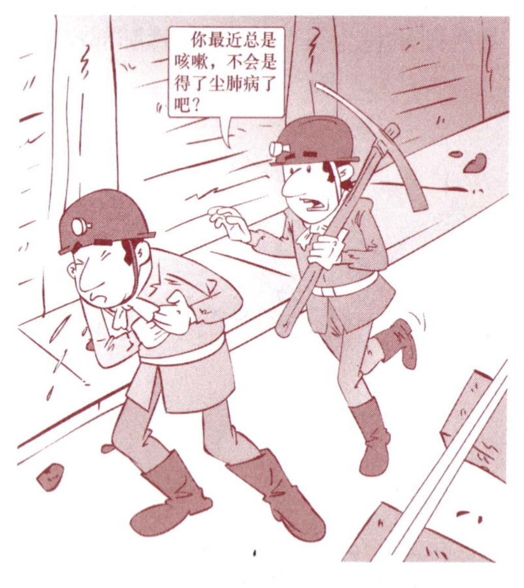

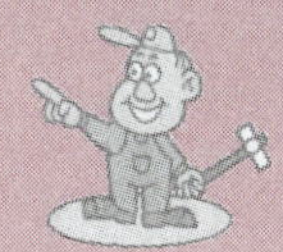

（7）水泥尘肺，吸入成品水泥粉尘所致。

（8）陶工尘肺，属于混合尘肺，吸入粉尘性质较杂，主要为含高岭土和一定量的游离二氧化硅粉尘。

（9）云母尘肺，吸入含有一定量游离二氧化硅云母的粉尘后所致。

（10）吕尘肺，长期吸入金属铝粉或氧化铝粉尘所致。

（11）电焊工尘肺，长期吸入电焊时产生的烟尘所致。其粉尘成分与使用的焊条成分有关，属于混合性尘肺。

（12）铸工尘肺，吸入含游离二氧化硅量很低的黏土、石墨、石灰石、滑石等混合性粉尘所致。

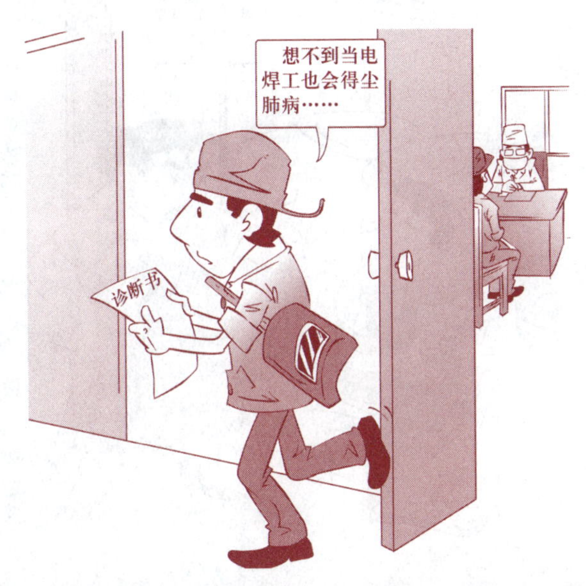

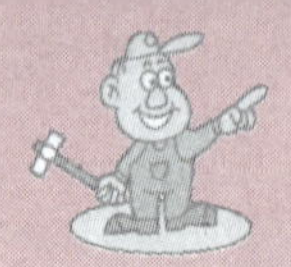

尘肺病人一旦确诊，应立即脱离接触，并做劳动能力鉴定，即根据患者全身状况，X 射线诊断分期及结合肺功能代偿功能确定，安排适当工作或休息。此外，应教育患者善于自我保健，戒烟、戒酒，增加营养，并进行治疗、适当的体育锻炼和自我保健，增强体质。

不满 18 周岁以及有下列疾病者不得从事接尘工作：活动性肺结核；严重的慢性呼吸道疾病，如萎缩性鼻炎、支气管喘息等；严重影响肺功能的胸部疾病，如弥漫性肺纤维化、肺气肿等；严重的心血管系统疾病。

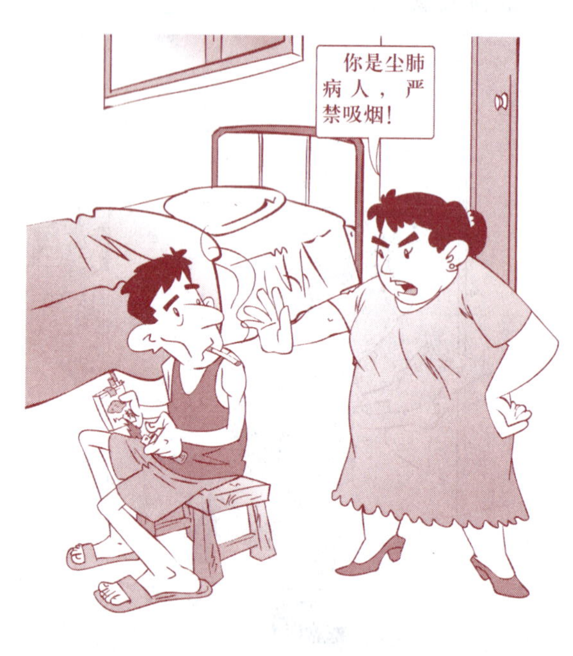

鉴于你的身体情况，公司决定给你换个工作岗位。

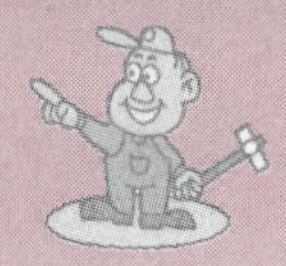

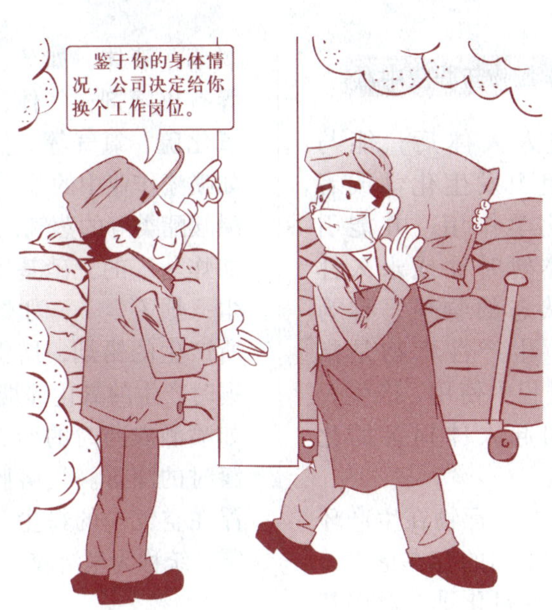

接触粉尘的工人应定期体检，体检的目的是及时发现可疑尘肺、已经患尘肺的患者，并观察病情变化，对其他与粉尘作业有关的疾病也能及时发现。发现患有尘肺和不宜从事粉尘作业的职业性疾病时，应立即调离接尘岗位。尘肺患者在脱尘前还要进行一次健康检查，记入职业病病历，拍摄胸片，为今后随访观察保存档案资料。

尘肺病患者在离岗后需进行医学随访检查，包括企业的下岗职工患者。随访时间的长短根据尘肺病的临床特点、劳动者从事该工作的时间长短、工作场所有害因素的浓度等因素综合考虑确定。

2. 化学毒物与职业中毒

进入人体后，能与机体组织发生化学或者物理化学作用，并能引起机体暂时性或永久性病理状态的物质，称为毒物。生产性毒物是指生产过程中使用、产生、并能引起人体损害的化学物质。

生产性毒物在生产环境中有不同的存在形态：固体，如氰化钠、对硝基氯苯；液体，如苯、汽油等有机溶剂；气体，如二氧化硫、氯气等。蒸气，如喷漆作业中的苯、汽油、醋酸酯类等的蒸气；粉尘，如炸药厂的三硝基甲苯粉尘；烟（尘），如熔炼铅所产生的铅烟，熔钢、铸铜时产生的氧化锌烟；雾，如喷洒农药时的药雾，喷漆时的漆雾。气溶胶，悬浮在空气中的粉尘、烟及雾，统称为气溶胶。

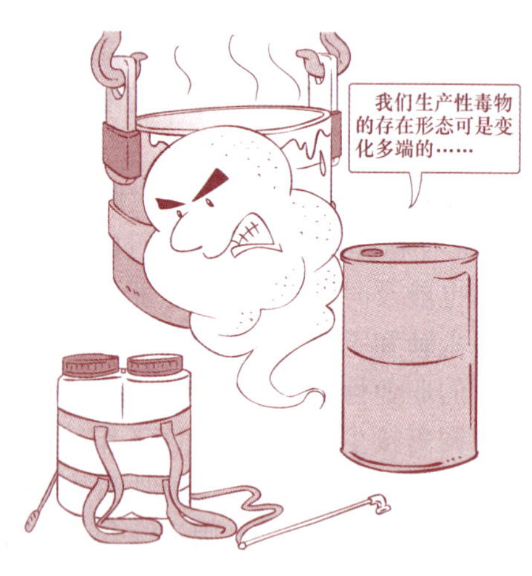

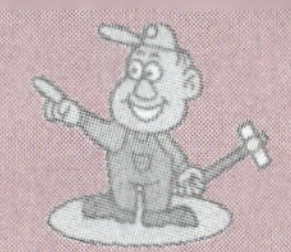

生产性毒物进入人体的途径

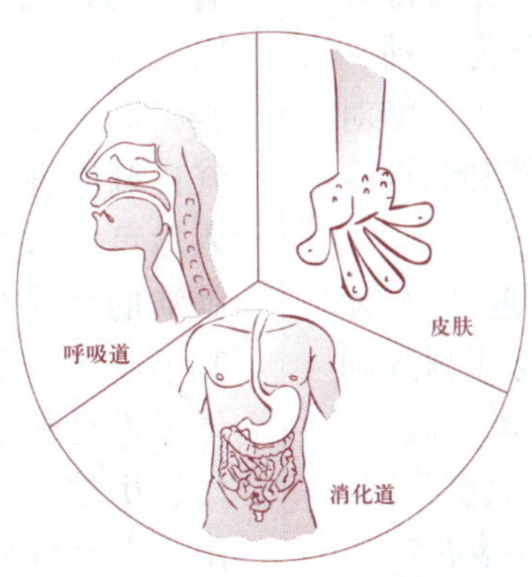

我们在工农业生产中，接触到生产性毒物的机会是相当多的，情况也比较复杂，必须平时对毒物的特性及生产条件有所了解，充分了解自身接触生产性毒物的机会，才能有效地加以预防。

生产性毒物进入人体的途径主要有 3 条：

（1）呼吸道，这是最常见和主要的途径。凡是以气体、蒸气、粉尘、烟、雾形态存在的生产性毒物，在防护不当的情况下，均可经呼吸道侵入人体，而且人的整个呼吸道都能吸收毒物。

（2）皮肤，皮肤是某些毒物吸收进入人体的途径之一。毒物可通过无损伤皮肤的毛孔、皮脂腺、汗腺被吸收进入血液循环。

（3）消化道，在生产环境中，单纯从消化道吸收而引起中毒的机会比较少见。往往是由于手被毒物污染后，直接用污染的手拿食物吃，从而造成毒物随食物进入消化道。如手工包装敌百虫等农药时，可能引起毒物经消化道吸收。

根据化学物质的毒性程度，可将其分为4种，分别是绝对毒性、相对毒性、有效毒性和急性毒作用。

这些毒物进入人体后，能够引起局部刺激和腐蚀作用，如强酸（硫酸、硝酸）、强碱（氢氧化钠、氢氧化钾）可直接腐蚀皮肤和黏膜。还有些有毒气体能够阻止氧的吸收、运输和利用，甚至导致受害者当场死亡，如一氧化碳吸入后很快与血红蛋白结合，影响血红蛋白运送氧气；刺激性气体和氯气吸入后可形成肺水肿，妨碍肺泡的气体交换功能，使其不能吸收氧气；惰性气体或毒性较小的气体如氮气、甲烷、二氧化碳，会由于在空气中降低氧分压而使人窒息。

毒物还能改变机体的免疫功能，干扰机体免疫系统，致使机体免疫力低下，使人体更容易患上其他相关的疾病。

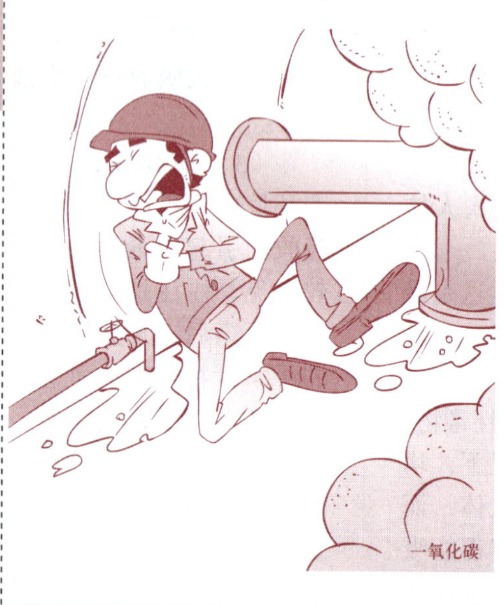

很多毒物还通过将机体酶系统的活性受到抑制，从而发生日常人们所说的“三致”，即致癌、致畸、致突变。

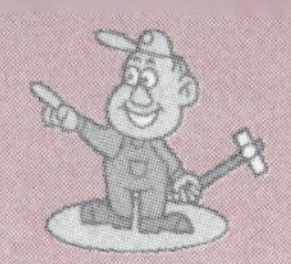

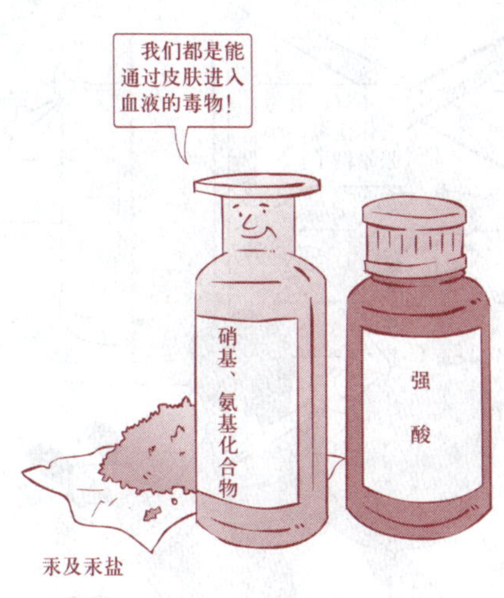

根据《高毒物品目录》，我国将氨、苯、汞、碳酰氯（光气）、黄磷、甲醛、铅（尘/烟）、砷化氢、石棉、铊等共54种化学物质列为高毒物质。这些高毒物质具有一些共同的特征，如毒性强、危害大；易导致人体急、慢性中毒，尤其是急性中毒或者亚急性中毒；接触或者吸收一定的量之后，很多还能使人体发生癌变。

能经皮肤进入血液的毒物有3类：

（1）能溶于脂肪及类脂质，主要是芳香族的硝基、氨基化合物，金属有机铅化合物等。其次为苯、甲苯、二甲苯、氯化烃类，醇类也可以被皮肤吸收。

（2）能与皮肤中的脂酸根结合的物质，如汞及汞盐、砷的氧化物及盐类。

（3）具有腐蚀性的物质，如强酸、强碱、酚类及黄磷等。

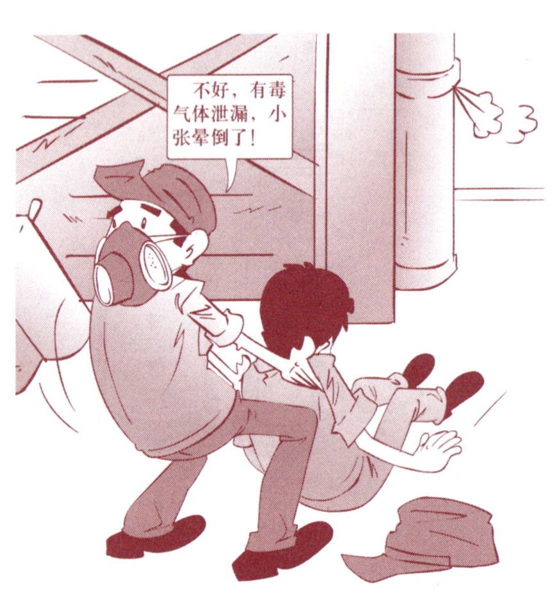

在工业生产环境中，由于生产性毒物引起的从业人员中毒称为职业中毒。职业中毒的局部作用表现为引起皮肤黏膜的刺激和腐蚀作用；职业中毒的全身作用表现为接触部位以外的器官损害如缺氧和麻醉等全身损伤，以及肝、肾、血液等损害。

职业中毒可分为急性、亚急性和慢性3种临床类型：急性中毒是指毒物一次或在短时间（几分钟至数小时）大量进入人体而引起的中毒；慢性中毒是指毒物长期少量进入人体而引起的中毒，如慢性铅中毒；亚急性中毒发病情况介于急性和慢性之间，接触浓度较高时，一般在一个月内发病，也称亚慢性中毒，如亚急性铅中毒。

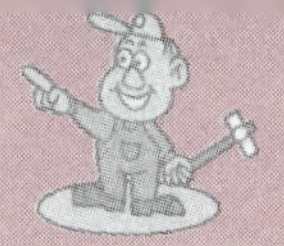

各种工业毒物的毒性作用特点不同。有些毒物在作业环境中，难以达到引起急性中毒的浓度，一般只有慢性中毒，如铅、锰、镉等金属毒物；有些毒物的毒性大，且易散发到车间空气中或污染作业人员的皮肤，往往引起急性中毒，如氯气、二氧化硫、二氧化氮、苯等；有些毒物在生产过程中易引起急性中毒，但通常它们在体内的蓄积作用不明显，如氰化氢、硫化氢、一氧化碳、二氧化碳等。

职业中毒可按工业毒物的化学名称来命名，如铅中毒、汞中毒、苯中毒等；可按工业毒物的类别来命名，如金属中毒，苯的氨基、硝基化合物中毒；也可按工业毒物的毒性作用来命名，如刺激性气体中毒、窒息性气体中毒等；还可按工业毒物的用途来命名，如有机溶剂中毒、农药中毒等。

我在工作中，铅接触的比较多，不会是得了慢性铅中毒吧……
你是不是长期接触某种有毒物质？

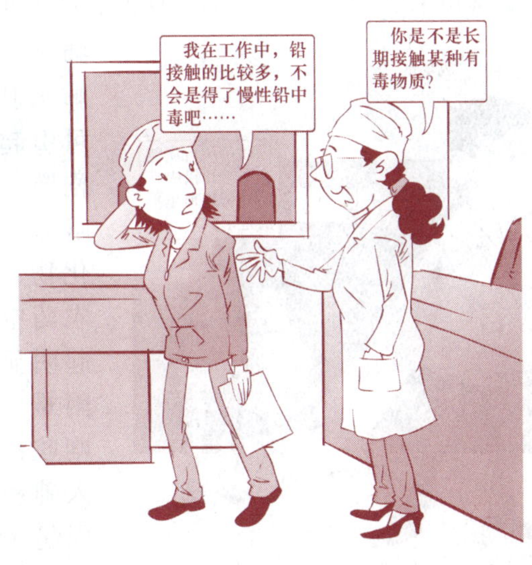

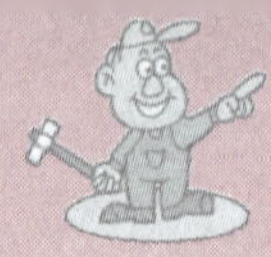

生产性毒物的种类很多，可引起人体不同系统的损伤，甚至多系统损害，出现各种临床表现。而且同一毒物，不同中毒类型对人体的损害有时可累及不同的靶器官。以苯为例，急性苯中毒主要影响中枢神经系统；慢性苯中毒则主要引起造血系统损害。

生产性毒物侵害人体不同的系统或器官，由于受损系统或器官的不同，中毒者的表现也不同。

（1）神经系统。例如，慢性铅中毒的早期表现为头晕、失眠、记忆力减退、情绪不稳定、乏力等症状；急性汽油中毒的临床表现则是哭笑异常、易怒等；一氧化碳中毒后遗症的表现为痴呆、严重记忆力减退等。

（2）呼吸系统。例如，刺激性气体（氯气、氮氧化物、二氧化硫等）可引起咽炎、喉炎、气管炎、支气管炎等呼吸道病变，严重时可产生化学性肺炎、化学性肺水肿；汽油可引起胸闷、剧咳、咳痰、咯血等；氮氧化物、有机磷农药中毒可引起明显的呼吸困难、紫绀、剧咳；长期吸入砷和铬等可引起肺癌。

我是谁?
我是谁……
哎……自从他患上慢性铅中毒后神智越来越不清楚了!

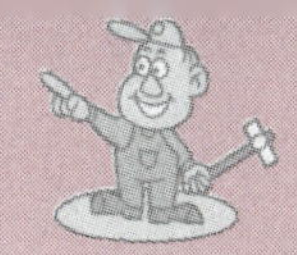

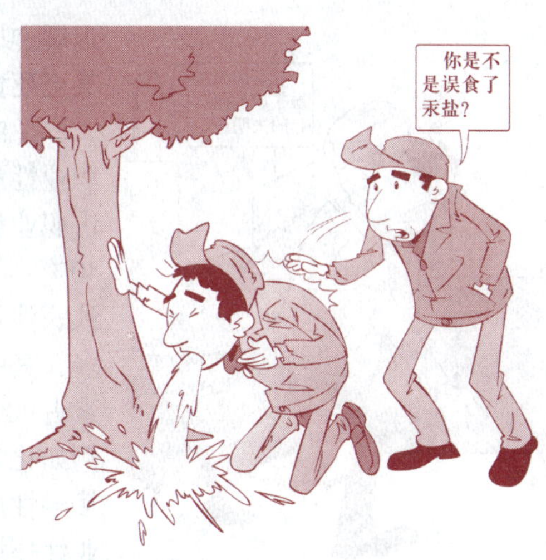

（3）血液系统。例如，铅可引起低色素性贫血；苯、三硝基甲苯可抑制骨髓造血功能，引起白细胞、血小板减少，甚至造成再生障碍性贫血；苯的氨基和硝基化合物、亚硝酸盐可引起高铁血红蛋白血病。

（4）消化系统。例如，经口进入人体的汞盐、三氧化二砷所致的急性中毒，可引起恶心、呕吐等症状；铅、汞中毒时，可见牙釉质脱落；慢性铅中毒时，经常出现脐周或全腹剧烈的持续性或阵发性绞痛等症状；工业毒物中许多亲肝毒物，如黄磷、砷、四氯化碳、氯仿、氯乙烯和三硝基甲苯及其他苯的氨基、硝基化合物等，均可引起急性或慢性肝损伤，其症状和体征与病毒性肝炎相似。

（5）泌尿系统。例如，铅、汞、镉、砷及砷化物、四氯化碳、乙二醇、苯酚等均可引起肾损伤，但其致病机理各不相同；β－萘胺和联苯胺可诱发膀胱癌。

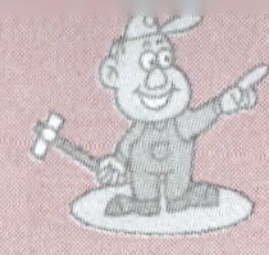

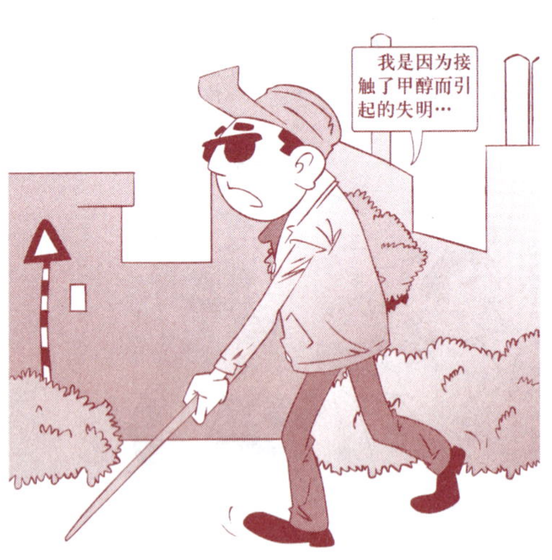

（6）循环系统。例如，窒息性气体和刺激性气体中毒可导致心肌缺氧；有机溶剂、有机磷农药中毒可引起心律不齐；慢性二硫化碳中毒可诱发冠心病的发生。

（7）生殖系统。工业毒物的生殖毒性表现为对接触者本人生殖器官、内分泌系统、性周期和性行为、生育能力、妊娠结果、分娩过程等方面的影响，还可引起胎儿畸形、发育迟缓、功能缺陷、甚至死亡等。

（8）皮肤。职业性皮肤病约占职业病总数的40%～50%，其致病涉及因素很多，其中化学因素占90%以上，例如化学灼伤、接触性皮炎、职业性痤疮、皮肤肿瘤等。

（9）眼部。腐蚀性强酸、强碱进入眼部可引起化学烧伤，常引起结膜、角膜的坏死、糜烂；三硝基甲苯、二硝基酚可引起白内障；甲醇可引起视神经炎、视网膜水肿、视神经萎缩，甚至失明等。

（10）发热。吸入锌、铜等金属烟后，可引起发热，称“金属烟尘热”。吸入聚四氟乙烯的热解物可产生“聚合物烟尘热”。

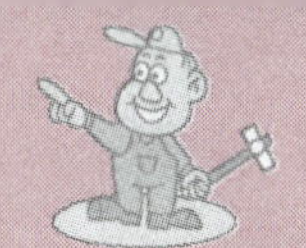

3. 物理有害因素及其导致的职业病

在生产和工作环境中，与劳动者健康密切相关的物理因素包括气象条件（气温、气湿、气流、气压）、噪声和振动、电磁辐射（如可见光、紫外线、红外线、射频辐射、激光）、电离辐射（如α射线、β射线、γ射线、X射线等）等。与化学因素相比，物理因素具有如下一些特点：

（1）作业场所常见的物理因素中，除了激光是由人工产生之外，其他因素在自然界中均存在。正常情况下，有些因素不但对人体无害，反而是人体生理活动或从事生产劳动所必需的，如气温、可见光等。

（2）每一种物理因素都有特定物理参数，如表示气温的温度、振动的频率、电磁辐射的能量或强度等。物理因素对人体造成的危害以及危害程度的大小，与这些参数密切相关。

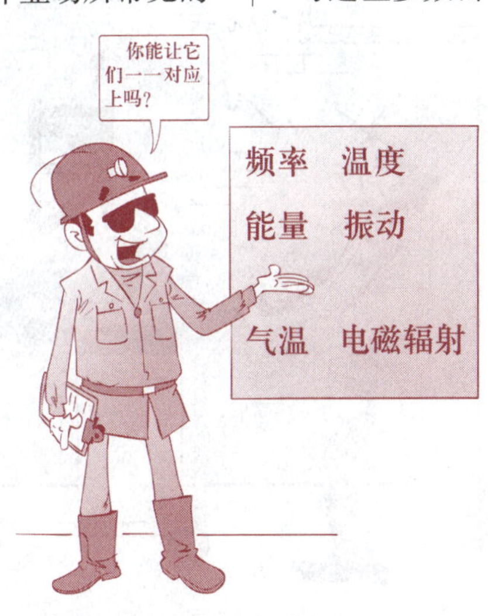

（3）作业场所中的物理因素一般有明确的来源，当产生的物理因素的装置处于工作状态时，这种因素就会出现在作业环境中并可能对健康造成危害。一旦装置停止工作，则相应的物理因素便消失。

（4）作业场所空间物理因素的强度一般是不均匀的，多以发生装置为中心，向四周传播。如果没有阻挡，物理因素随着距离的增加呈指数关系衰减。在进行现场评价时要注意这一特点，注意采取保护措施并充分加以利用。

（5）有些物理因素，如噪声、微波等，可有连续波和脉冲两种传播形式。不同的传播形式使得这些因素对人体危害程度有较大差异，因此在制定卫生标准时应分别加以考虑。

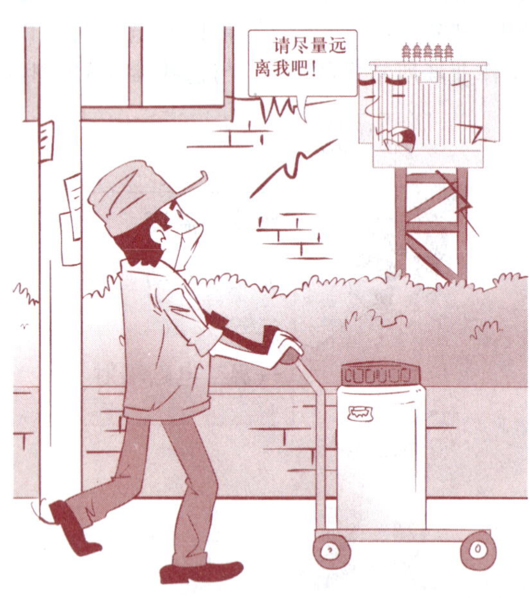

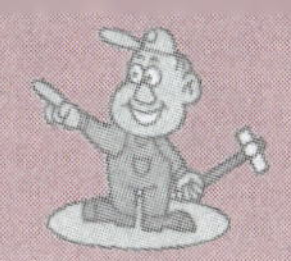

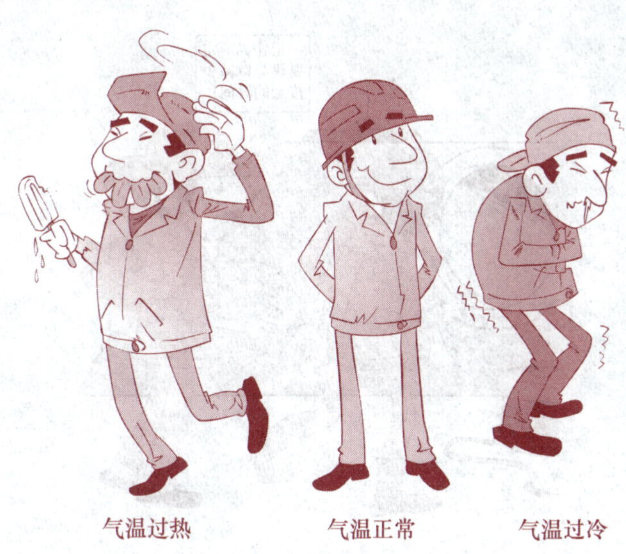

（6）在许多情况下，物理因素对人体的损害效应与物理参数不呈直线关系，而是常表现为在某一强度范围内对人体无害，高于或低于这一范围，才对人体产生不良影响，并且影响的部位和表现形式可能完全不同。例如正常气温对人体生理功能是必需的，而高温可引起中暑，低温可引起冻伤或冻僵；高气压可引起减压病，低气压可引起高山病等。

根据上述特点，对物理因素除了研究其不良影响外，还应当研究其“适宜”的范围，如最适宜的温度范围，以便创造良好的工作环境。

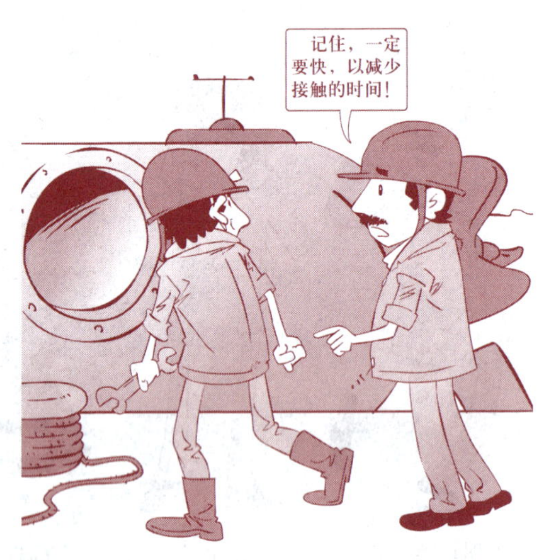

除某些放射性物质进入人体可以产生内照射外，绝大多数物理因素在脱离接触后，体内便不再残留。因此，对物理因素所致损伤或疾病的治疗，不需要采用“驱除”或“排除”的方法，而主要是针对损害的组织器官和病变的特点采取相应的治疗措施。

根据物理因素的特点，对作业场所进行劳动卫生学调查时要对有关的参数全面地测量。同时，针对物理因素采取预防措施时，不是设法消除这些因素，也不是将其减小到越低越好，而是设法将这些因素控制在正常范围内，条件允许时使其保持在适当范围则更好。如果由于某些原因，作业场所的物理因素超出正常范围且对人体健康构成危害，而采取技术措施和个人防护又难已达到要求时，需要采取缩短接触时间的办法以保护劳动者的身体健康。

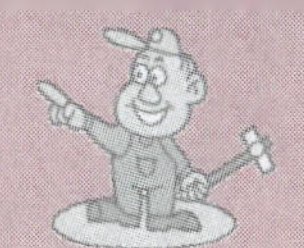

噪声的有害作用主要是对听力系统的损害。噪声作用初期,受害人听力下降,这是保护性反应;强噪声作用下,可导致永久性听力下降,内耳感音细胞遭损伤,引起噪声性耳聋;极强噪声可导致听力器官发生急性外伤,即爆震性耳聋。

长期接触噪声可导致大脑皮层兴奋和抑制功能的平衡失调。出现头痛、头晕、心悸、耳鸣、疲劳、睡眠障碍、记忆力减退、情绪不稳定、易怒等。长期接触噪声还可引起其他系统的应激反应,如可导致心血管系统疾病加重,引起肠胃功能紊乱等。

加强劳动者个人防护是防止噪声性耳聋简单而易行的重要措施,防噪声危害的个人防护用品有防噪声耳罩、耳塞、帽盔。要定期对工人进行健康检查,重点查听力;就业前进行保健检查,以发现职业禁忌证;合理安排劳动与休息时间,实行工间休息制度,休息时要离开噪声源。

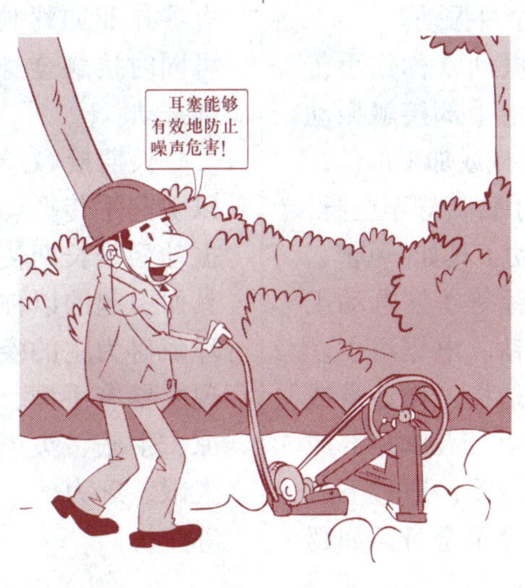

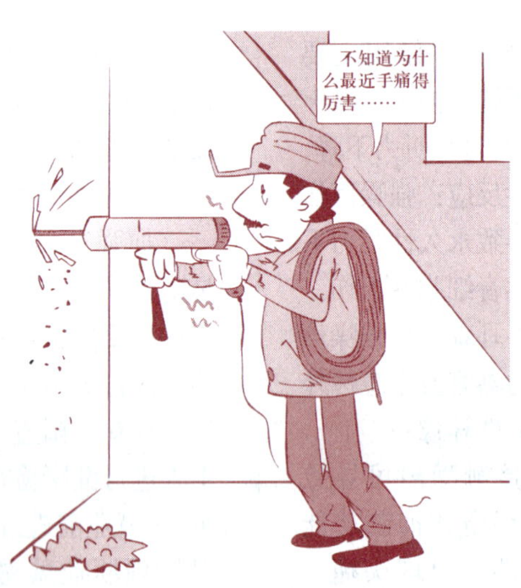

根据振动作用于人体的部位和传导方式，可将生产性振动相对划分为局部振动和全身振动。

局部振动常称作手传振动，是指手部接触振动的工具、机械或加工部件，振动通过手臂传导至全身，如使用风动工具如(风铲、风镐、气锤等）、电动工具（如电钻、电锯等）。全身振动是指工作地点或座椅的振动，人体足部或臀部接触振动，通过下肢或躯干传导至全身，如驾驶拖拉机、汽车、火车、飞机等；在作业台如钻井平台、振动筛操作台等。有些作业如驾驶摩托车，可同时接触全身振动和局部振动。

长期接触局部振动可以引起手传振动病。手传振动病是长期使用振动工具而引起的以神经末梢循环障碍为主的疾病。其表现主要有手痛、手麻、手凉、手胀、头痛、头昏、失眠、乏力、记忆力减退等症状。

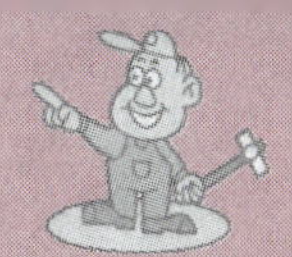

高温作业是指在高气温或高温、高湿或强热辐射条件下进行的作业。高温、强热辐射作业，如冶金工业的炼焦、炼铁、轧钢等车间；机械制造工业的铸造、锻造等车间；陶瓷、玻璃、搪瓷、砖瓦等工业的炉窑车间；火力发电厂和轮船的锅炉间等。高温、高湿作业，如印染、造纸等工业中液体加热或蒸煮时，车间气温可达 35℃以上，相对湿度 90% 以上。

高温一般会使体表丧失散热作用，造成体温调节紊乱，主要危害是引起中暑。预防中暑的方法：在高温环境下从事体力劳动的工人，在劳动前和劳动期间应注意休息、饮水、每日摄盐 15 g 左右；除了在热适应的头几天外，过量的盐负荷是有害的，因可致钾丢失；气温特高时，可更改作息时间，早出工、晚收工而延长午休时间，以免因出汗过多，血容量减小而影响散热；在工作现场要增加通风降温设备。

天气太热，我早点儿起，晚点儿走，中午多休息一会儿。

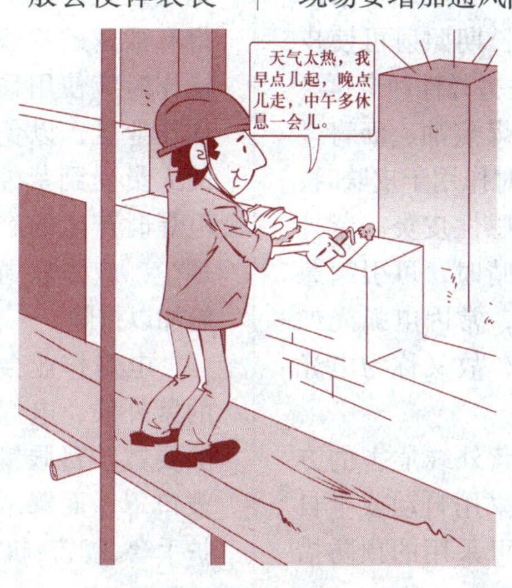

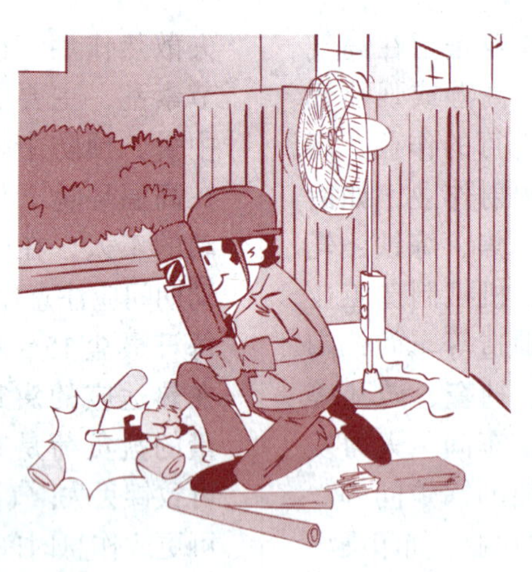

紫外线照射皮肤时，可引起血管扩张，出现红斑，过量照射可产生弥漫性红斑，并可形成小水泡和水肿，长期照射可使皮肤干燥、失去弹性和老化。紫外线与煤焦油、沥青、石蜡等同时作用于皮肤时，可引起光感性皮炎。紫外线照射眼睛时，可引起急性角膜炎，常因电弧光如电焊引起，故又称为电光性眼炎。

预防紫外线危害的方法主要是采用自动或半自动焊接。可采用的预防措施有：增大与辐射源的距离；电焊工及其助手必须佩戴专用的防护面罩或眼镜及适宜的防护手套，不得有裸露的皮肤；电焊工操作时应使用移动屏幕围住作业区，以免其他工种的人员受到紫外线照射；电焊时产生的有害气体和烟尘，应采取局部排风措施加以排除。

电焊作业会接触大量的紫外线，电焊工工作时除要戴护目眼镜外，还应戴口罩、面罩，穿戴好防护手套、脚盖、帆布工作服。

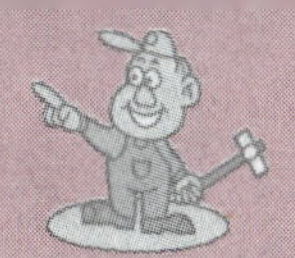

电离辐射是一切能引起物质电离的辐射总称，包括α射线、β射线、γ射线、X射线、中子射线等，生产上述测料位用的料位仪、X射线探伤及测厚仪、测水分用的中子射线、医学上用的X射线诊断机、γ射线治疗机、核医学用的放射性同位素试剂都会产生电离辐射。

电离辐射以外照射和内照射两种方式作用于人体，局部急性电离辐射可产生局部急性损伤，如暂时性或永久性不育、白细胞暂时减少、造血障碍等；慢性放射病是在较长时间内接受一定剂量的辐射而引起的，如慢性皮肤损伤、造血障碍、生育能力受损、白内障等。

电离辐射的防护工作一般分为内外防护两部分，外防护除控制放射源外，主要从时间、距离和屏蔽3个方面进行；内防护主要有围封隔离、除污保洁和个人防护3个环节。

你得了暂时性不育症，今后工作中一定要注意防辐射呀……

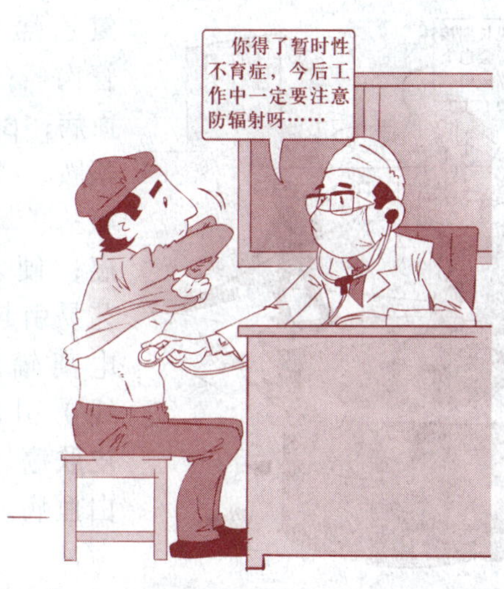

4. 职业性肿瘤

职业性肿瘤是由于接触职业性致癌因素而引起的肿瘤，表现为接触该类因素的人群中有肿瘤发病率的异常超出，肿瘤发病和死亡年龄的提前或频发罕见肿瘤。职业性肿瘤一般都有特定的部位与性质，但是在临床表现上与非职业肿瘤并无明显的不同。

能引起职业性肿瘤的致病因素称为职业性致癌因素，常见为化学因素。目前国际上已公认的职业性致癌因素有：燃煤烟灰引起阴囊癌；沥青、煤焦油引起皮肤癌；页岩润滑粉引起阴囊癌；切削油引起阴囊癌；焦炉煤气、铬酸盐、氯甲醚引起肺癌；无机砷酸盐引起皮肤癌、肺癌；镍引起鼻腔癌、肺癌；石棉引起肺癌、胸腹膜间皮瘤；芥子气引起肺癌、上呼吸道癌；氯乙烯引起肝血管肉瘤；苯引起白血病；β 萘胺、α 萘胺、联苯胺、4-氨基联苯引起膀胱癌；硬木家具工艺易引起鼻窦癌；电离辐射（放射线）引起肺癌、皮肤癌、骨肉瘤、白血病。

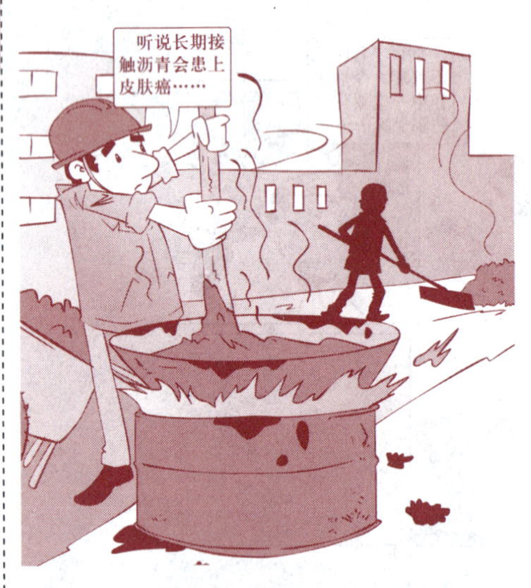

这项工作我一干就是30年，没想到最后还是得了癌症……

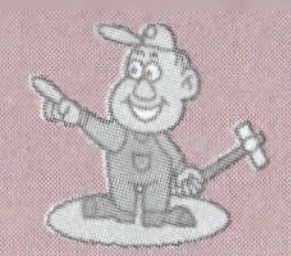

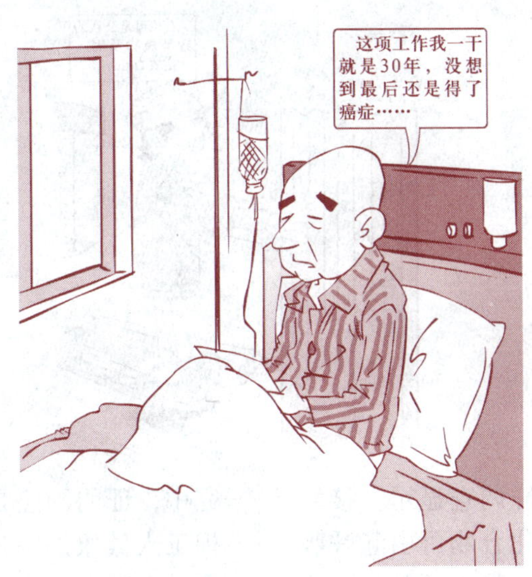

职业性肿瘤一般具有如下特点：

（1）职业性肿瘤有明确的病因可寻。

（2）职业性肿瘤发病率较其他职业病低，但很少有规律性。

（3）与特定的接触毒物方式有关，如吸入不溶性的镍化物有致癌性，而可溶性的镍盐则没有致癌性。

（4）职业性肿瘤有固定的癌变部位。

（5）通常在接触职业性致癌因素 15 ~ 20 年发病，最短者要 2 ~ 5 年，长者可达 30 ~ 40 年。

（6）职业性肿瘤的细胞类型和病变过程也有相对的规律：职业性肿瘤一旦发生，即按其自身规律发展，很难自愈，故应及早治疗。

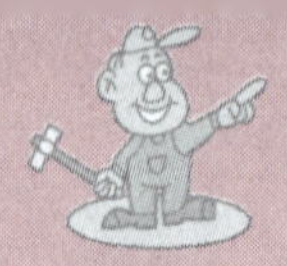

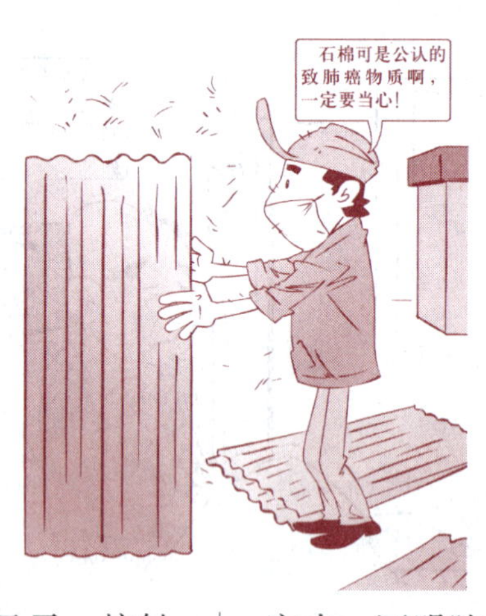

人群调查显示，接触无机砷化合物可引起呼吸道肿瘤，特别是肺癌。含砷有色金属冶炼，特别是铜冶炼工人因接触氧化砷，肺癌发病率比常人显著增高。调查已证明，接触砷的累积剂量与呼吸道肿瘤死亡率有明确的接触水平一反应关系。同时，砷化物暴露，包括饮高砷水还可致皮肤癌。

石棉是公认的致肺癌物质，石棉致癌1934年首次出现报道，1955年被确认。在其后大量的调查研究中，证明肺癌是威胁石棉工人健康的一种主要疾病，占石棉工人总死亡的20%。石棉致肺癌从接触石棉至发病的潜伏期约为20年，并呈明显的接触水平一反应关系。石棉致癌作用的强弱与石棉种类及纤维形态有关。此外，石棉还可致胸腹膜间皮瘤。

目前全世界报道的职业性膀胱癌已超过3 000例，主要发生在涂料化工、橡胶塑料、电缆制造、纤维印染或印刷以及煤气、炼焦油、沥青等作业工人中。

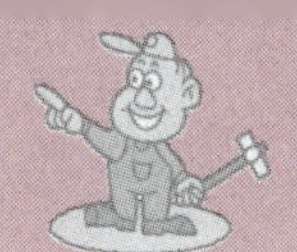

职业性皮肤癌是最早发现的职业性肿瘤，约占人类皮肤癌的10%。职业性皮肤癌与致癌物的关系往往是最直接、最明显的，经常发生在暴露部位和接触局部。最早发现的皮肤癌是扫烟囱工人的阴囊皮肤癌，它是由于阴囊皮肤直接接触煤焦油类物质所引起，也可由乳头状瘤发展而成，并以扁平细胞角化癌较为常见。

页岩油、煤焦油、沥青、木馏油等在引起职业性皮肤癌前可出现癌前皮损，表现为接触部位产生煤焦油黑变病、痤疮和乳头状瘤（或称“煤焦油软疣”），最常见于面、颈、前臂和阴囊。其他前驱性皮损还表现为皮肤炎症、红斑疹、指甲变形、白斑症、角化过度和局限性侵蚀性溃疡等。

接触无机砷化物可诱发皮肤癌。早期表现为四肢及面部皮肤出现过度角化、色素沉着、溃疡形成、表皮内鳞癌。这些变化可能属于癌前病变，可发展成扁平细胞角化癌或腺癌。

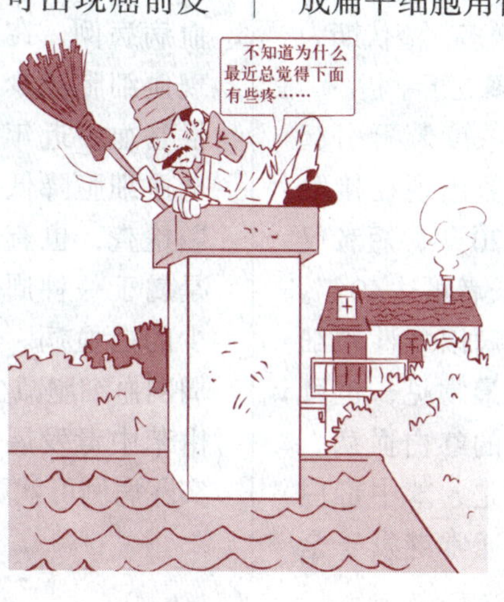

我的手指不会
是患上皮肤癌了
吧？！
高浓度苯，
勿直接接触

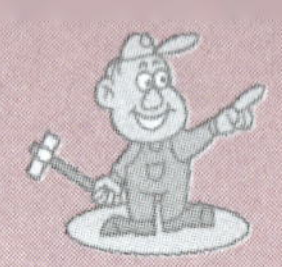

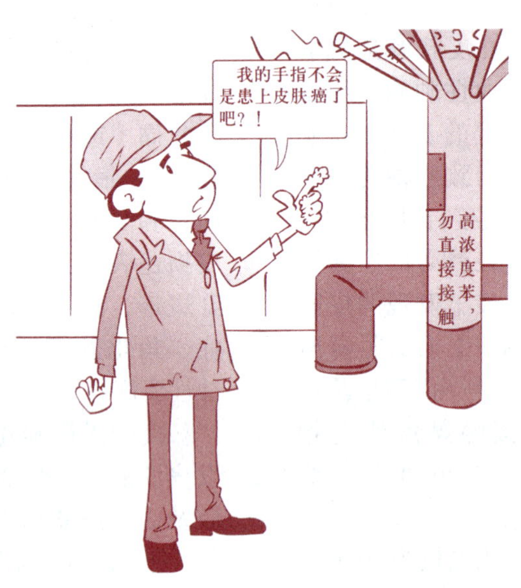

长期接触X射线，又无适当防护的工作人员患皮肤癌的机率增多，潜伏期为4～17年，多见于手指。

接触高浓度苯可引起白血病，多数出现在接触苯后数年至20年，短者仅4～6个月，长者可达40年。苯中毒白血病以急性粒细胞性白血病最常见，也可引起较罕见的红白血病。值得注意的是，苯中毒白血病的发病通常继发于全血细胞减少或再生障碍性贫血之后。我国报道的白血病病例，在发病前多出现血细胞减少或再生障碍性贫血。近年发现，如对全血细胞降低的患者作骨髓检查，也有可能检查出是属于一种周围血细胞减少的白血病。因此，加上周围血细胞减少性白血病，由苯中毒发展为白血病的实际病例可就更多了。

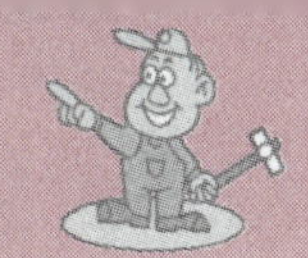

5. 职业性传染病

职业性传染病主要是由生物性病源微生物引起的，其与非职业性传染病的不同特点主要是：流行病学特征及传染源均与职业因素有关，是在生产过程中接触病源而发病的。虽然职业性传染病的接触行业范围较有限，但由于病情特殊，因此，应重视对接触工人进行个人卫生防护及病源传播知识教育，保护工人健康，这是预防职业性传染病的一项重要措施。目前发现的职业性传染病大都是由各种微生物病菌引起的，常见的有炭疽、森林脑炎、布氏杆菌病等三种类型。

炭疽病是炭疽杆菌所引起的急性传染病。本病常因皮肤直接接触带有炭疽杆菌的牛、马、羊、骆驼等病、死牲畜及其皮毛而感染，也可因为吸入炭疽杆菌芽孢的灰尘或食用了染菌的肉类而得病。当牧场、屠宰场、牛奶厂工人，皮毛搬运、加工工人以及兽医等在工作中被感染发病时，称为职业性炭疽病。

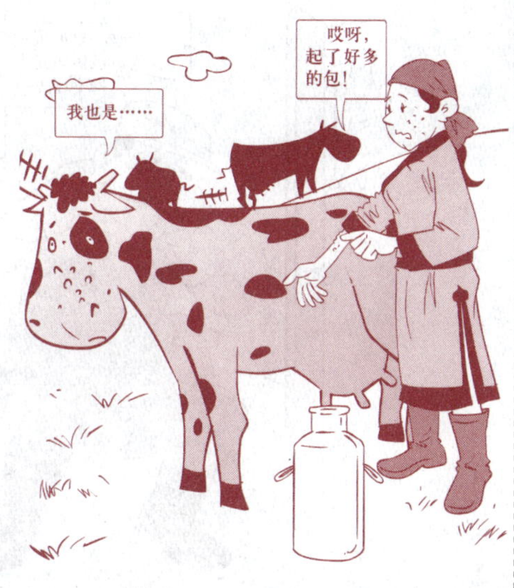

森林脑炎又称苏联春夏脑炎或远东脑炎，是由森林脑炎病毒经硬蜱媒介所致自然疫源性急性中枢神经系统传染病。森林脑炎的临床特征是突然高热、意识障碍、头痛、上肢与颈部及肩胛肌瘫痪，后遗症多见。

布氏杆菌是一种由布氏杆菌属引起的传染病，主要由动物传染给人，潜伏期为二至四周。急性布氏杆菌病的特征为发热、败血症。这种职业性传染病如果治疗不及时，症状可持续数月，并伴有关节、肠、脑膜的炎症反应，急性感染后，可迅速或数日以至数年转为慢性布氏杆菌病。也有的病例，急性期并不明显就直接过渡到慢性期，主要引起关节、肠的损害，自觉症状为体弱无力、精神不佳。布氏杆菌病在我国发病率较低，治疗以抗菌治疗及对症处理为主。

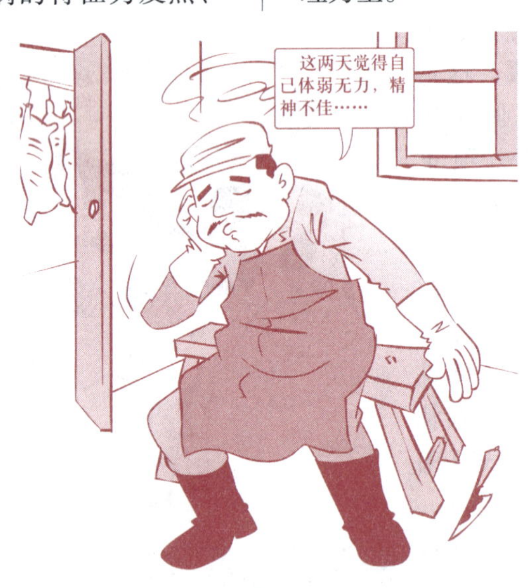

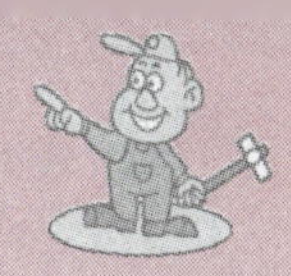

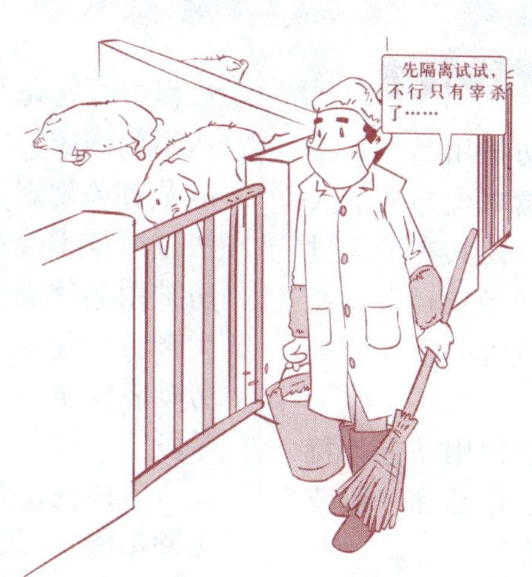

预防职业性传染病，除运用预防职业病的常规措施外，还要运用预防传染病的常规措施，这些措施包括：

（1）要注意管理传染源。对患者和病原体携带者实施管理，要求早发现，早诊断，早隔离，积极治疗患者；对动物传染源，有经济价值的野生动物及家畜，应隔离治疗，必要时宰杀，并加以消毒，无经济价值的野生动物发动群众予以捕杀。

（2）要有效切断传播途径。要根据传染病的不同传播途径，采取不同防疫措施：肠道传染病作好床边隔离，吐泻物消毒，加强饮食卫生及个人卫生，作好水源及粪便管理；呼吸道传染病应使室内开窗通风、空气消毒、个人戴口罩；虫媒传染病应有防虫设备，并采用药物杀虫、防虫、驱虫。

（3）要保护好易感人群。要提高人群抵抗力，有重点、有计划地接种预防疫苗，提高人群特异性免疫力。

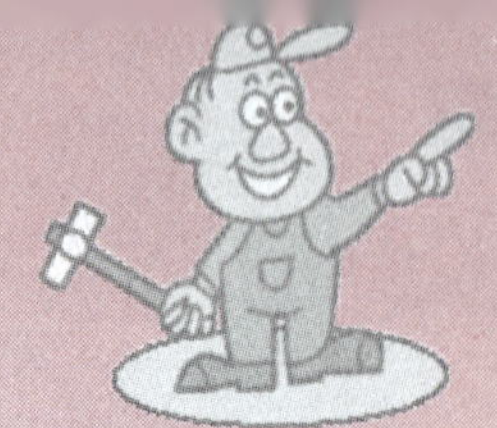

第四部分 劳动防护用品是职业病预防的重要防线

1. 劳动防护用品分类

劳动防护用品，是指由生产经营单位为从业人员配备的，使其在劳动过程中免遭或者减轻事故伤害及职业危害的个人防护装备。

劳动防护用品分为特种劳动防护用品和一般劳动防护用品。

特种劳动防护用品目录由国家安全生产监督管理总局确定并公布，未列入目录的劳动防护用品为一般劳动防护用品。

当劳动安全卫生技术措施尚不能消除生产劳动过程中的危险及有害因素，达不到国家标准、行业标准及有关规定，也暂时无法进行技术改造时，使用防护用品就成为既能完成生产劳动任务，又能保障劳动者安全与健康的唯一手段。

应该说，劳动防护用品并不能从源头上减少或者消除危险源或者说职业危害因素，但却是从业人员在身处危险环境下的最后一道安全屏障。正确使用佩戴劳动防护用品，对预防职业病有着非常重要的作用。

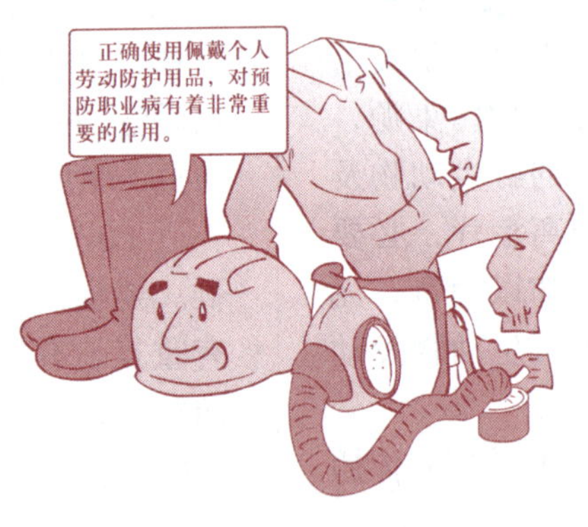

劳动防护用品是职业病预防的重要防线

劳动防护用品种类是很多的，要根据作业环境等实际情况选择使用。

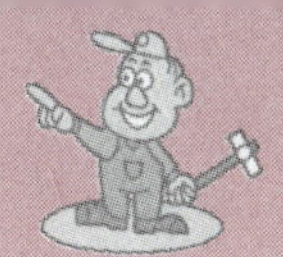

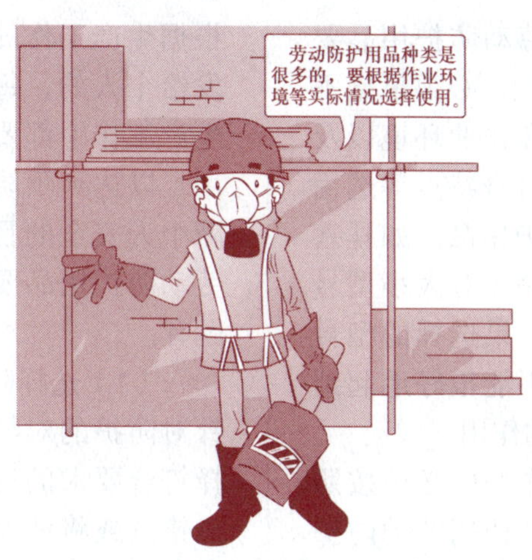

（1）以人体防护部位分类，劳动防护用品包括：头部防护用品，如防护帽、安全帽、防寒帽、防昆虫帽等；呼吸器官防护用品，如防尘口罩（面罩）、防毒口罩（面罩）等；眼面部防护用品，如焊接护目镜、炉窑护目镜、防冲击护目镜等；手部防护用品，如一般防护手套、各种特殊防护（防水、防寒、防高温、防振）手套、绝缘手套等；足部防护用品，如防尘、防水、防油、防滑、防高温、防酸碱、防振鞋（靴）及电绝缘鞋（靴）等；躯干防护用品，通常称为防护服，如一般防护服、防水服、防寒服、防油服、防电磁辐射服、隔热服、防酸碱服等。

（2）劳动防护用品还可以分为特种劳动防护用品与一般劳动防护用品。特种劳动防护用品是指使劳动者在劳动过程中预防或减轻严重伤害和职业危害的劳动防护用品，一般劳动防护用品是指除特种劳动防护用品以外的劳动防护用品。

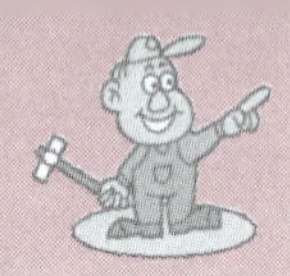

劳动防护用品是职业病预防的重要防线

选择劳动防护用品要注意适用性，必须根据不同的工种和作业环境以及使用者的自身特点等选用合适的防护用品。如耳塞和防噪声帽（有大小型号之分），如果选择的型号太小，就不能很好地起到防护噪声的作用。

在工作场所必须按照要求佩戴和使用劳动防护用品。劳动防护用品是根据生产工作的实际需要发给个人的，每个职工在生产工作中都要好好地应用，以达到预防事故、保障个人安全的目的。使用劳动防护用品要注意的问题有：

（1）选择防护用品应针对防护的对象，正确选择符合要求的用品，绝不能错选或将就使用，以免发生事故。

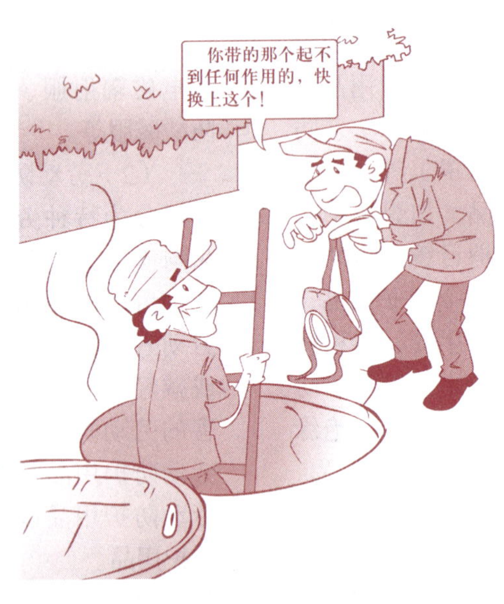

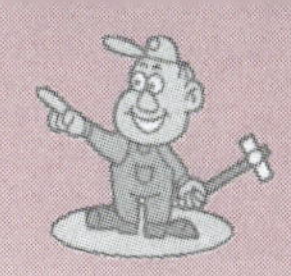

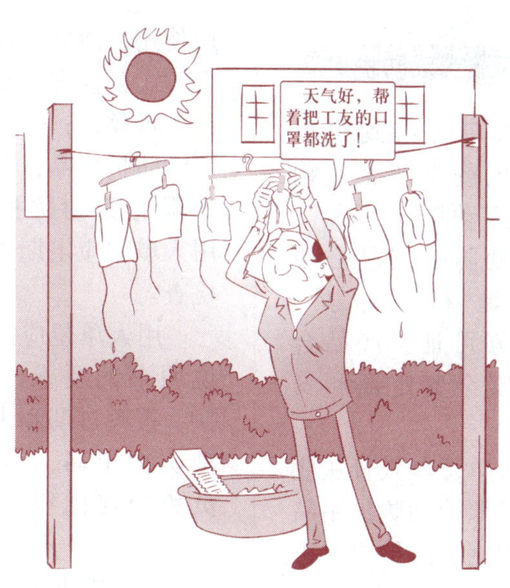

（2）对使用防护用品的人员应进行教育和培训，使其能充分了解使用的目的和意义，并学会正确使用。对于结构和使用方法较为复杂的用品，如呼吸防护器，应进行反复训练，使配备的人员能熟练地使用。用于紧急救灾的呼吸器，要定期严格检验，并妥善存放在可能发生事故的地点附近，以方便取用。

（3）妥善维护和保养防护用品，不但能延长其使用期限，更重要的是能保证用品的防护效果。耳塞、口罩、面罩等用后应用肥皂、清水洗净，并用药液消毒、晾干；过滤式呼吸防护器的滤料要定期更换，以防失效；防止皮肤污染的工作服用后应集中清洗。

（4）防护用品应有专人管理，负责维护保养，以保证充分发挥其作用。

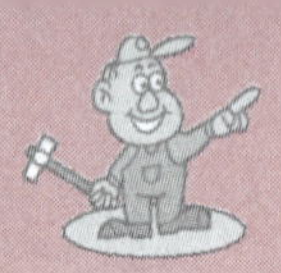

2. 如何配备劳动防护用品

用人单位应到定点经营单位或生产企业购买特种劳动防护用品。特种劳动防护用品必须具有“三证”和“一标志”，即生产许可证、产品合格证、安全鉴定证和安全标志。

用人单位应教育从业人员，按照劳动防护用品的使用规则和防护要求正确使用，使职工做到“三会”：会检查劳动防护用品的可靠性；会正确使用劳动防护用品；会正确维护保养劳动防护用品。用人单位应定期进行监督检查。

用人单位应按照产品说明书的要求，及时更换、报废过期和失效的劳动防护用品，为从业人员免费提供符合国家规定的产品，不得以货币或其他物品替代应当配备的劳动防护用品。

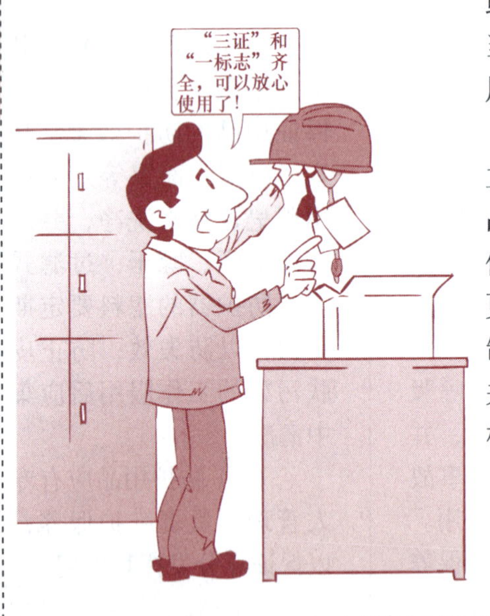

用人单位应建立健全劳动防护用品的购买、验收、保管、发放、使用、更换、报废等管理制度和使用档案，并进行必要的监督检查。

劳动防护用品是职业病预防的重要防线

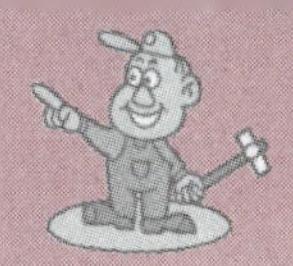

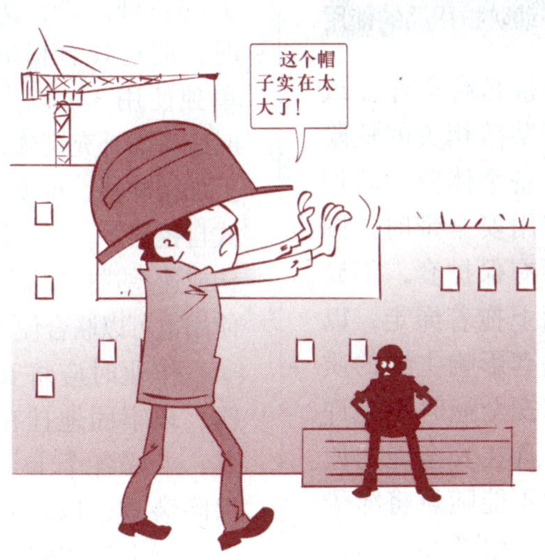

在 GB 11651—2008《个体防护装备选用规范》中对 38 种作业规定了如何选用防护用品（详细内容请参阅该国家标准），例如高处作业（如建筑安装架线,高崖作业旁悬吊、涂装,货物堆垒)应选用安全帽、安全带和防滑工作鞋；存在物体坠落、撞击的作业（如建筑安装、冶金、采矿、钻探、造船、起重、森林采伐）应选用安全帽和安全鞋。

如果有害物会伤害头部、耳、眼面、呼吸系统、手臂、身体、皮肤、足部等部位，应根据不同部位选用相对应的防护用品。

个人使用的防护用品只有与个人尺寸相匹配才能发挥最好的防护功能，因此，个体防护用品应有不同型号供使用者选用。

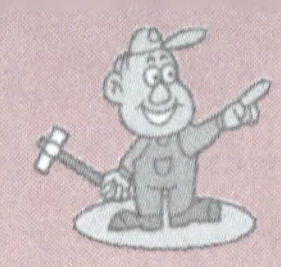

3. 常备劳动防护用品的使用

安全带是高空作业或者与高处坠落相关的危险作业的必备个体劳动防护用品。使用安全带时，围杆绳上要有保护套，不允许在地面上拖着绳走，以免损伤绳套影响主绳的质量。使用安全绳时不允许打结，并且在安全绳的使用过程中不能随意将绳子加长，以避免潜在的危险。

不得私自拆换安全带上的各种配件，更换新件时，应选择合格的配件。单独使用 3 m 以上的长绳时应考虑补充措施，如在绳上加缓冲器、自锁钩或速差式自控器等。缓冲器、自锁钩或速差式自控器可以单独使用也可以联合使用。

作业时应将安全带的钩、环牢固地挂在系留点上，卡好各个卡子并关好保险装置，以防脱落。低温环境中使用安全带时应注意防止安全绳变硬割裂。

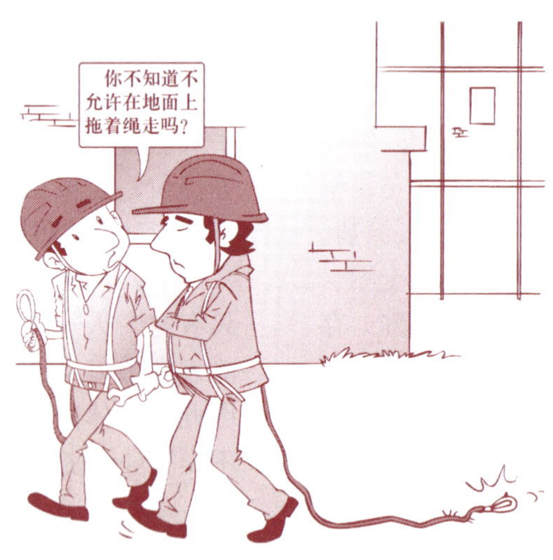

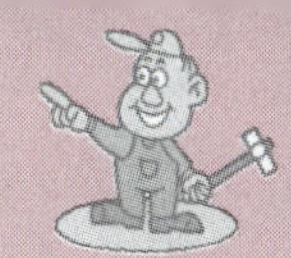

安全帽由帽壳、帽衬、下颏带、后箍等部件组成，其最重要的部分为帽壳和帽衬。良好的帽壳、帽衬材料，适宜的帽型与合理的帽衬结构相配合就能起到阻挡外来冲击物和缓解、分散、吸收冲击力的作用，从而保护佩戴者。

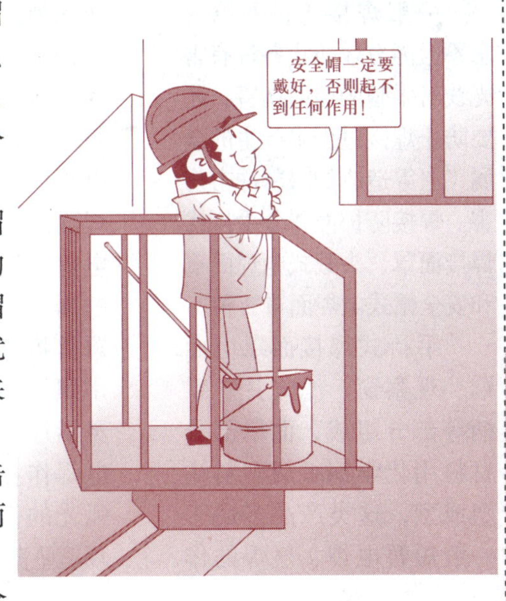

在使用安全帽时，首先检查安全帽的外壳是否破损（如有破损，其分解和削弱外来冲击力的性能就已减弱或丧失，不可再用），有无合格帽衬（帽衬的作用是吸收和缓解冲击力，若无帽衬，则丧失了保护头部的功能），帽带是否完好。

调整好帽衬顶端与帽壳内顶的间距（4～5 cm），调整好帽箍。安全帽必须戴正，如果戴歪了，一旦受到打击，起不到减轻对头部冲击的作用。

必须系紧下颏带，使安全帽牢固地戴在头部。如果不系紧下颏带，一旦发生构件坠落打击事故，安全帽就容易掉下来，导致严重后果。现场作业中，切记不得将安全帽脱下搁置一旁，或当坐垫使用。

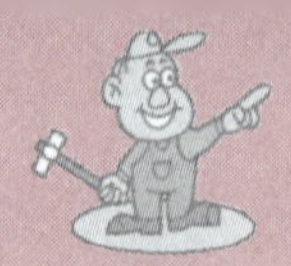

劳动防护用品是职业病预防的重要防线

一般焊接防护面罩要求不但能有效防止各种有害光线对眼睛的照射伤害，还要防止焊接过程中产生的金属飞屑等造成的眼部冲击伤害。焊接防护面罩分手持式焊接面罩、头戴式电焊面罩和安全帽式电焊面罩3种。

手持式焊接面罩由面罩、观察窗、滤光片、手柄等部分组成，面罩部分材料用化学钢纸或塑料注塑成型，这类产品多用于一般短暂电焊、气焊的作业场所。头戴式电焊面罩由面罩、观察窗、滤光片和头戴等部分组成。按材料不同，又有头戴式钢纸电焊面罩和头戴式全塑电焊面罩。这类产品适用于电焊、气焊操作时间较长的岗位。安全帽式电焊面罩是将电焊面罩与安全帽用螺栓连接在一起，可以灵活地上下翻动，适用于电焊作业，既能防护电焊弧光的伤害，又能防作业环境坠落物体打击头部。

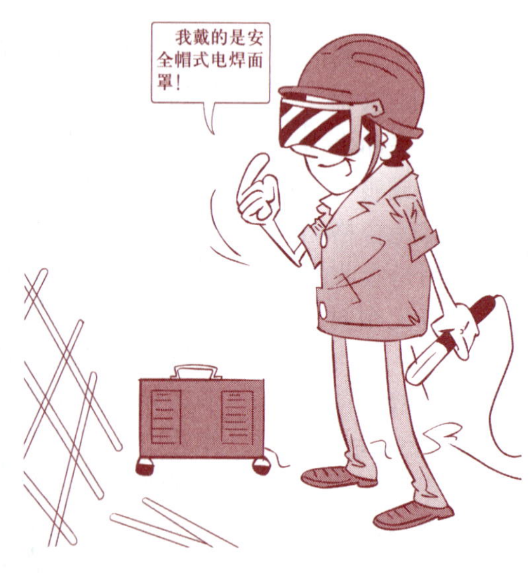

劳动防护用品是职业病预防的重要防线

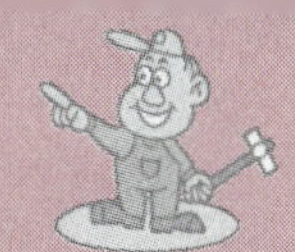

电工作业人员在进行电工作业时，应按规定使用经定期检查或试验合格的电工用个体防护用品，如绝缘靴、绝缘鞋、绝缘手套、验电笔、绝缘棒、安全带、安全帽、绝缘工具等。

绝缘手套是用天然橡胶制成，用绝缘橡胶或乳胶经压片、模压、硫化或浸模成型的五指手套，主要用于电工作业。

绝缘手套除了具有防电击的作用，还应具有防水、耐酸碱、防化、防油的功能，适用于电力、汽车和机械维修、化工、精密安装等行业。制作绝缘手套的每种材料拥有不同的特点，根据与手套接触的危险源的种类，具有相应的功能。

绝缘手套按照形状，分为直形手套和手指形手套；按照其绝缘性能即接触的电压不同，可分为A、B、C三类。

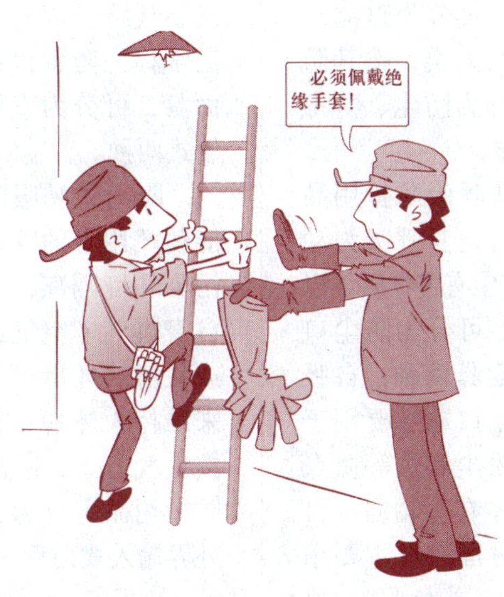

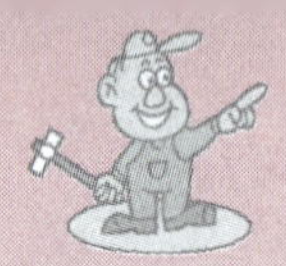

劳动防护用品是职业病预防的重要防线

隔离式呼吸器可以将呼吸系统与受污染的环境隔离！

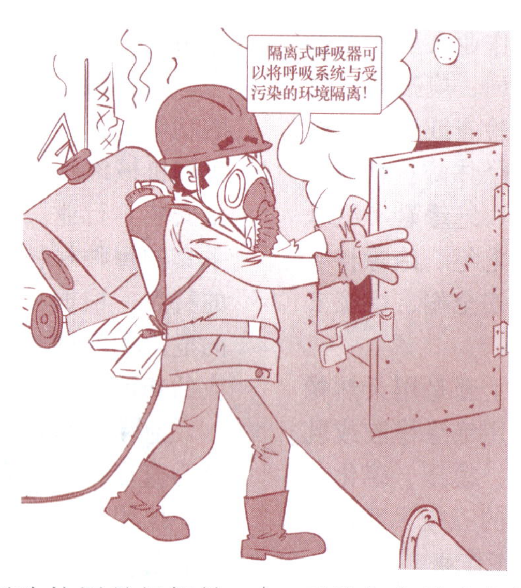

呼吸防护用品根据结构和原理，可分为过滤式和隔离式两大类；按其防护用途可分为防尘、防毒和供氧三类。

过滤式呼吸防护用品是以佩戴者自身呼吸为动力，将空气中有害物质予以过滤净化，可分为防尘口罩和防毒面具两种：自吸过滤式防尘口罩主要用于防御各种粉尘和烟等质点较大的固体有害物质；自吸过滤式防毒面具主要用于防御各种有害气体、蒸气、气溶胶等有害物质，通常称为防毒口罩或防毒面具，可分为直接式与导管式两种。

隔离式呼吸防护用品能使戴用者的呼吸器官与污染环境隔离，由呼吸器自身供气（空气或氧气）或从清洁环境中引入空气来维持人体的正常呼吸。按供气方式，隔离式呼吸防护用品可分为自带式与外界输入式两种。

劳动防护用品是职业病预防的重要防线

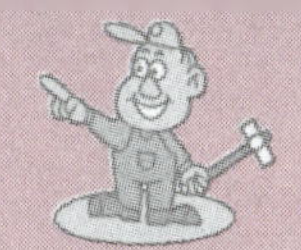

躯干防护用品，即通常讲的防护服装，包括防护服和防护背甲两类。防护服分一般防护服和特殊防护服，具有特种防护性能的防护服有阻燃防护服、防火服、消防服、避火服、隔热服、消防指挥服、消防训练服、防化服等。防护服以使用目的来区别，可分为如下几类：在处理一些气体、液体、固体等化学药品时穿用，是为了防止化学物质透过衣物侵害身体而使用的化学防护服；防止细菌、病毒等生物学的危险因子用的防生物危害防护服；防止放射性污染物质的防放射性防护服；防止热和高温的耐燃服、避火服；防止来自高压电磁场及高周波电磁波的防静电、导电及高周波电磁波用的防护服；防止链锯、刃物、铳弹等切伤、割伤的普通及特种防护服等。

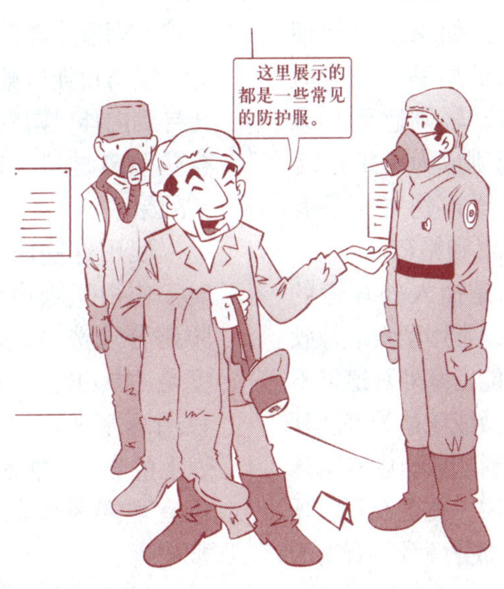

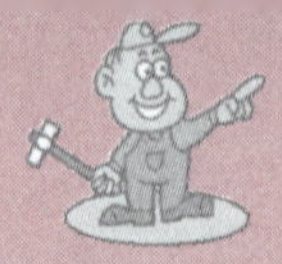

劳动防护用品是职业病预防的重要防线

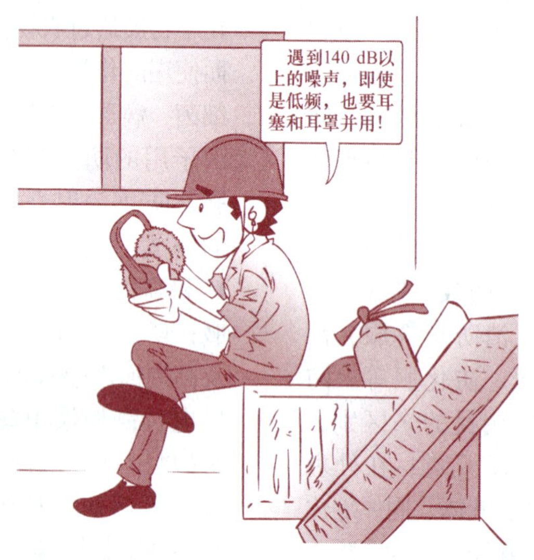

工人长期在噪声环境下工作，如果不重视使用听力保护用品，随着时间的推移，轻则感到耳朵“背”，重则成为“聋子”。常见的防噪声伤害用品有耳塞、耳罩和帽盔。

耳塞是插入外耳道的一种栓塞，常用塑料或橡胶制作，以能密塞外耳道又不会引起刺激或压迫为好。耳罩常为塑料制成，内有泡沫或海绵垫层，覆盖双耳。耳罩能罩住部分颅骨，有助于减低一部分经骨传到内耳的噪声。帽盔能覆盖大部分头骨，以防止强烈噪声经头骨传导到内耳，帽盔两侧耳部常垫防声材料，以加强防护效果。

使用这些防噪声用品时，应根据噪声的强度和频谱合理选用。对噪声强度是110 dB的中频噪声，只用耳塞即可；对140 dB以上的噪声，即使是低频，也宜耳塞和耳罩并用，或戴帽盔。

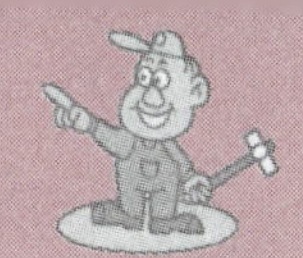

人长时间受超剂量的电离辐射，将引起全身性的疾病，出现头昏、乏力、食欲消退、脱发等神经衰弱症状。受大剂量辐射，不仅当时机体产生病变，而且辐射停止后还会产生远期效应或遗传效应，如诱发癌症、后代小儿痴呆症等。

核防护服也称管道式气衣（加压送风防护服），供维修人员免受 α 放射性气溶胶污染的危害，主要用途有：可以从事包括焊接及热切割在内的热室内维修操作，但不能用于灭火工作场所；适用于化工等有剧毒危险作业的抢修、维修等作业；适用非典预防和生物战剂等极危险作业。

辐射防护服包括中子辐射防护服、100 keV 以下辐射防护服、射频微波辐射防护服、防 X 射线服、紫外线防护服 5 大类，主要作用是防止人体直接暴露于辐射源之下，避免人体受到辐射伤害。

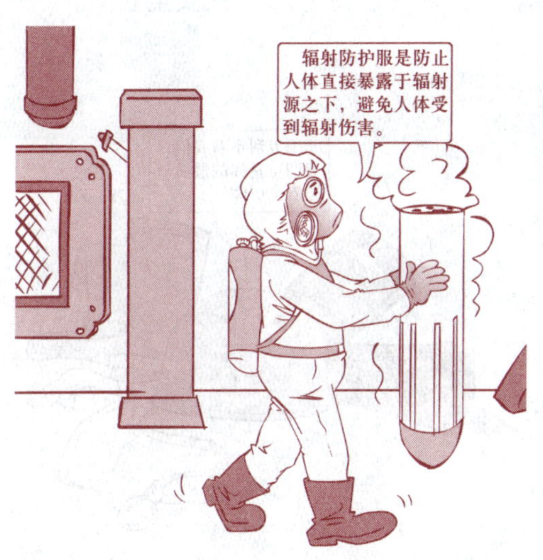

4. 特种劳动防护用品及其管理

劳动防护用品分为特种劳动防护用品和一般劳动防护用品，国家对特种劳动防护用品实行安全标志管理制度。特种劳动防护用品具体包含以下几类：

（1）头部护具类，如安全帽。

（2）呼吸护具类，如防尘口罩、过滤式防毒面具、自给式空气呼吸器、长管面具。

（3）眼（面）护具类，如焊接眼面防护具、防冲击眼护具。

（4）防护服类，如阻燃防护服、防酸工作服、防静电工作服。

（5）防护鞋类，如保护足趾安全鞋、防静电鞋、导电鞋、防刺穿鞋、胶面防砸安全靴、电绝缘鞋、耐酸碱皮鞋、耐酸碱胶靴、耐酸碱塑料模压靴。

（6）防坠落护具类，如安全带、安全网、密目式安全立网。

千万别小看我们，
我们可是你的最后一
道安全屏障！

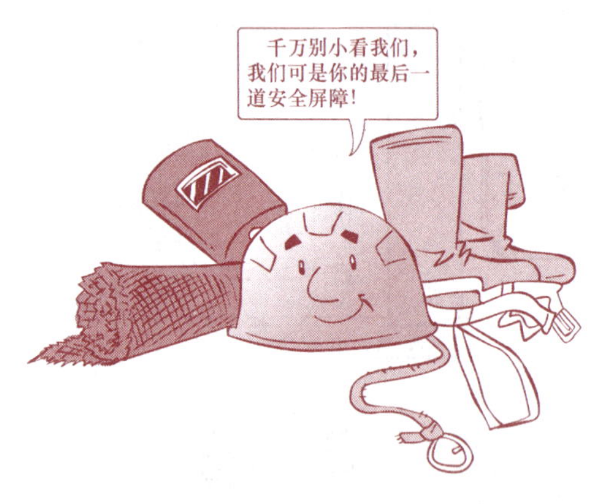

劳动防护用品是职业病预防的重要防线

大家注意了，这才是真正的特种劳动防护用品安全标志！
安全防护
LA
××-××-××××××

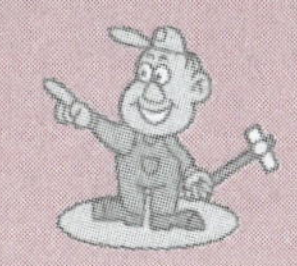

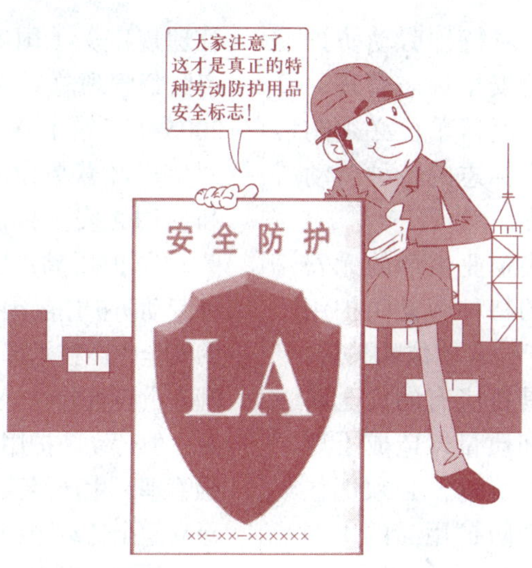

特种劳动防护用品的“三证”和“一标志”是指：生产许可证、产品合格证、安全鉴定证和劳动防护安全标志。

特种劳动防护用品的安全标志证书，由国家安全生产监督管理总局监制，加盖特种劳动防护用品安全标志管理中心印章。

特种劳动防护用品安全标志由盾牌图形和特种劳动防护用品安全标志的编号组成，不同尺寸的图形用于不同类型的特种劳动防护用品。

特种劳动防护用品安全标志的含义：采用古代盾牌之形状，取“防护”之意；盾牌中间采用字母“LA”表示“劳动安全”之意；“××-××-××××××”是标志的编号；参照《安全色》（GB 2893—2001）的规定，标志边框、盾牌及“安全防护”为绿色，“LA”及背景为白色，标志编号为黑色。

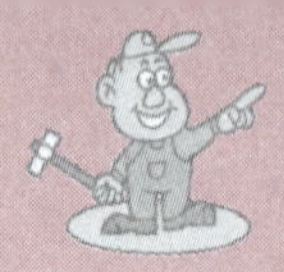

劳动防护用品是职业病预防的重要防线

国家对特种劳动防护用品实行安全标志管理，要求生产经营单位必须购买有安全标志的特种劳动防护用品。

一些企业生产的无安全标志的特种劳动防护用品被生产经营单位购买后，因其不具备应有的安全防护性能和质量，造成了严重后果。所以，必须把住特种劳动防护用品的采购管理关。

《劳动防护用品监督管理规定》（国家安全生产监督管理总局令第1号，2005年）第十八条规定："生产经营单位不得采购和使用无安全标志的特种劳动防护用品；购买的特种劳动防护用品须经本单位的安全生产技术部门或者管理人员检查验收。"此外，对一般劳动防护用品也要加强管理，生产经营单位应当建立健全劳动防护用品的采购、验收、保管、发放、报废等管理制度。

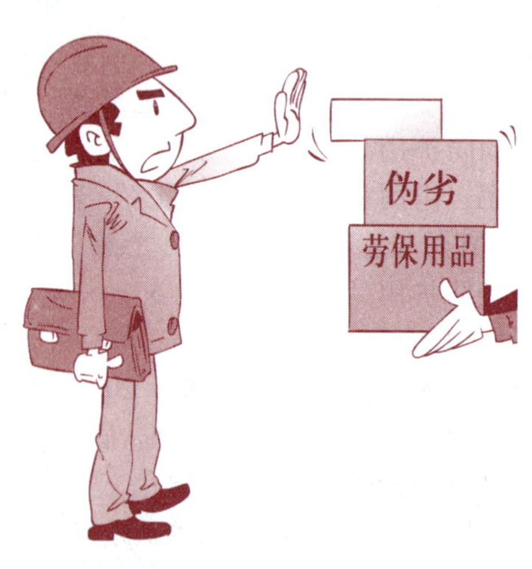

我们现在能做的就是佩戴自救器静坐等待救援。

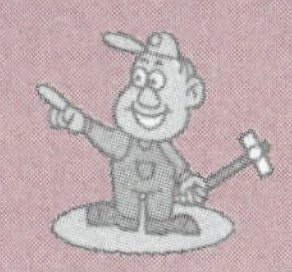

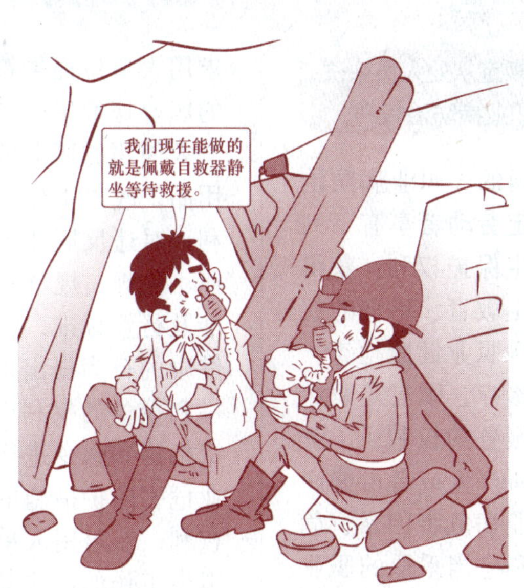

自救器按其作用原理可分为过滤式和隔离式两种。隔离式自救器又分为化学氧和压缩氧自救器两种，我国生产有 AZL—40 型、AZL—60 型、MZ—3 型和 MZ—4 型等过滤式自救器，AZH—40 型化学氧自救器，AYG—45 型和 AYG—60 型压缩氧自救器。

我国一般矿山井下多配备化学氧自救器。化学氧自救器是利用生氧气药剂生氧供人呼吸，佩戴者的呼吸气路与外界空气完全隔绝，不受外界条件的限制，适用于井下发生火灾，瓦斯、煤尘爆炸，煤（岩）与瓦斯突出等事故，只要现场人员身体未受到直接伤害而死亡都可以佩戴，安全脱险。在冒顶堵人事故中，只要没有被埋住，都可以佩戴自救器静坐待救，以防止瓦斯渗入使氧含量降低而造成窒息死亡事故。

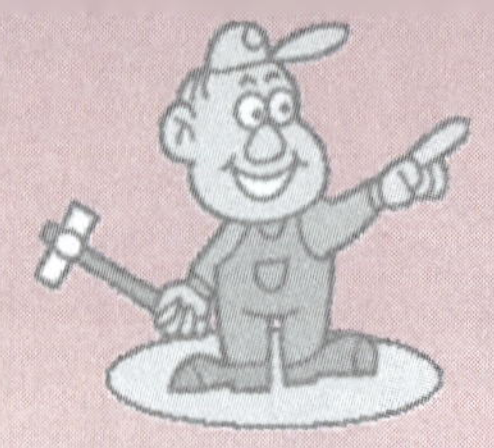

第五部分 依法享有的职业病防治权利和应履行的义务

1. 法律规定从业人员依法享有的职业病防治权利

我国的《职业病防治法》规定劳动者享有下列职业卫生保护权利：获得职业卫生教育、培训的权利；获得职业健康检查、职业病诊疗、康复等职业病防治服务的权利；了解工作场所产生或者可能产生的职业病危害因素、危害后果和应当采取的职业危害防护措施的权利；要求用人单位提供符合要求的职业病危害防护设施和个人使用的职业危害防护用品，改善工作条件的权利；对违反职业病防治法律、法规、规章和国家标准及行业标准，危及生命健康的行为提出批评、检举和控告的权利；拒绝违章指挥和强令进行没有职业危害防护措施的作业的权利；参与用人单位职业卫生工作的民主管理，对职业危害防治工作提出意见和建议的权利。

你不能把工伤医疗的费用从我的奖金里扣！
财务室
药费

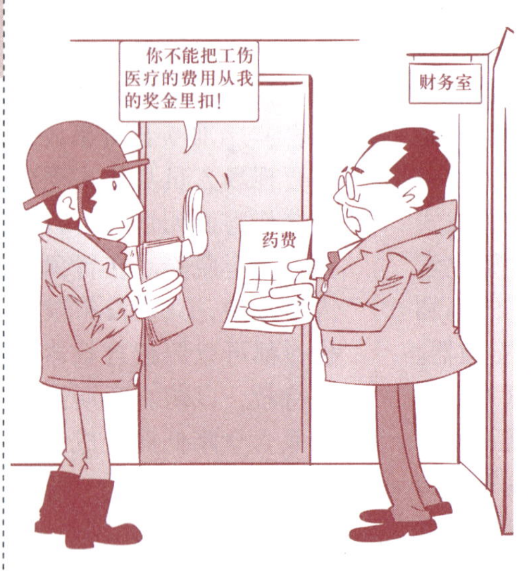

用人单位应当保障劳动者行使以上所列的权利，因劳动者依法行使正当权利而降低其工资、福利等待遇或者解除、终止与其订立的劳动合同的行为无效。

依法享有的职业病防治权利和应履行的义务

他不敢，这是法律赋予我们的权利！
咱们没有请示就撤离，不会扣钱吧？

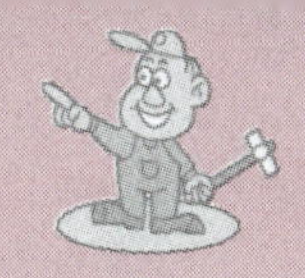

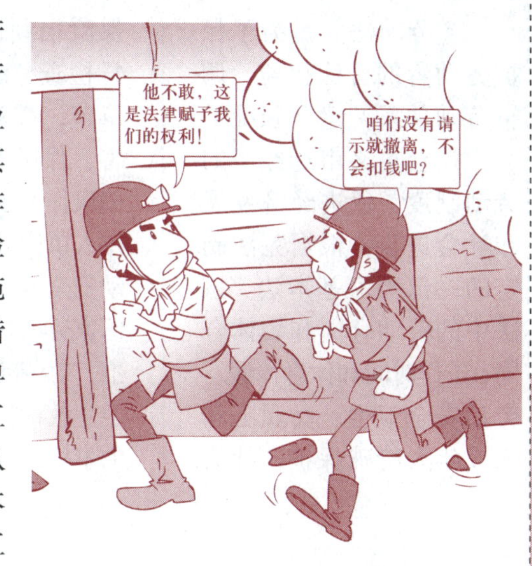

《安全生产法》规定，生产经营单位的从业人员有权了解其作业场所和工作岗位存在的危险因素、防范措施及事故应急措施，有权对本单位的安全生产工作提出建议。从业人员有权对本单位安全生产工作中存在的问题提出批评、检举、控告；有权拒绝违章指挥和强令冒险作业。

从业人员发现直接危及人身安全的紧急情况时，有权停止作业或者在采取可能的应急措施后撤离作业场所。生产经营单位不得因从业人员在紧急情况下停止作业或者采取紧急撤离措施而降低其工资、福利等待遇或者解除与其订立的劳动合同。

因生产安全事故受到损害的从业人员，除依法享有工伤社会保险外，依照有关民事法律尚有获得赔偿的权利的，有权向本单位提出赔偿要求。从业人员发现事故隐患或者其他不安全因素，应当立即向现场安全生产管理人员或者本单位负责人报告；接到报告的人员应当及时予以处理。

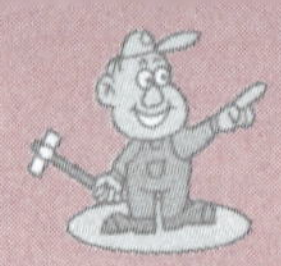

《劳动法》是为了保护劳动者的合法权益，调整劳动关系，建立和维护适应社会主义市场经济的劳动制度，促进经济发展和社会进步，根据宪法制定的一部国家基本法。该法中的劳动合同和集体合同、工作时间和休息休假、劳动安全卫生、女职工和未成年人特殊保护、社会保险福利、劳动争议、监督检查、法律责任等有关章节，都对预防职业病危害，保护劳动者的安全与健康作了规定。该法规定，用人单位必须建立、健全劳动安全卫生制度，严格执行国家劳动安全卫生规程和标准，对劳动者进行劳动安全卫生教育，防止劳动过程中的事故，减少职业危害。

《劳动法》是根据《宪法》制定的一部国家基本法。
《劳动法》

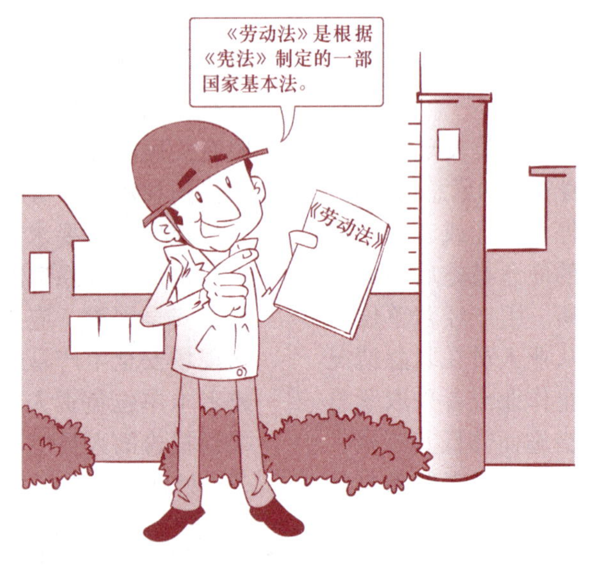

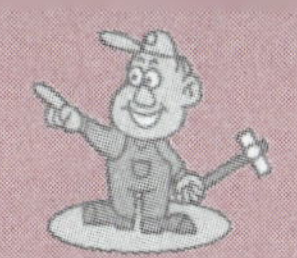

《职业健康监护监督管理办法》规定，劳动者有权了解所从事的工作对他们的健康可能产生的影响和危害；劳动者或其代表有权参与用人单位建立职业健康监护制度和制订健康监护实施细则的决策过程；劳动者代表和工会组织也应与职业卫生专业人员合作，为预防职业病、促进劳动者健康发挥应有的作用。

劳动者有权参加用人单位安排的职业健康检查，如果该健康检查项目不是国家法律法规制定的强制性进行的，劳动者可自愿参加。从事接触职业病危害因素作业的劳动者有获得职业健康检查的权利，并有权了解本人健康检查结果。

劳动者有权对用人单位违反职业健康监护有关规定的行为进行投诉，劳动者若不同意职业健康检查的结论，有权根据有关规定投诉。

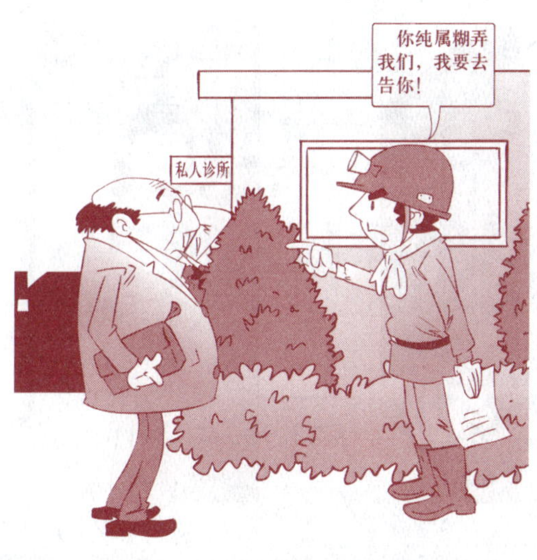

2. 法律规定生产经营单位必须履行的职业病防治职责

《职业病防治法》规定，用人单位应当为劳动者创造符合国家职业卫生标准和卫生要求的工作环境和条件，并采取措施保障劳动者获得职业卫生保护。用人单位应当建立、健全职业病防治责任制，加强对职业病防治的管理，提高职业病防治水平，对本单位产生的职业病危害承担责任。

该法详细地对用人单位的职业病预防相关工作作出了规定，如：建设项目“三同时”制度的责任；工作场所职业病危害因素检测、上报的责任；按照法律、法规和标准规定制定职业病预防管理操作规程、制度规章和应急救援措施的责任；对从业人员进行职业病预防教育培训，配备和训练从业人员正确使用劳动防护用品的责任；组织职业健康检查、建立职业健康监护档案的责任等。

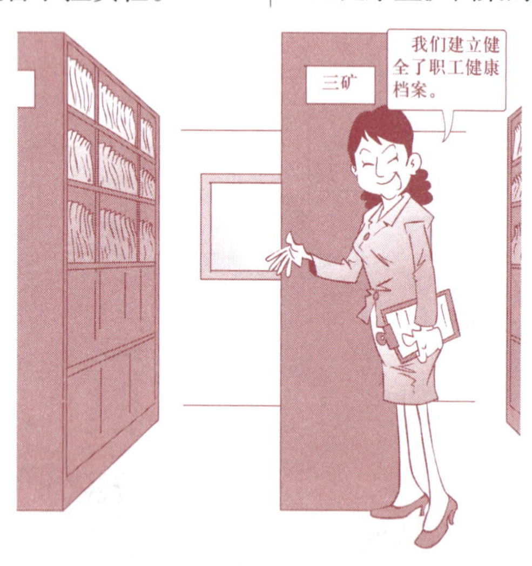

这一天的奖金不应该扣我的，我是去体检了！
对，是我搞混了，不好意思啊！

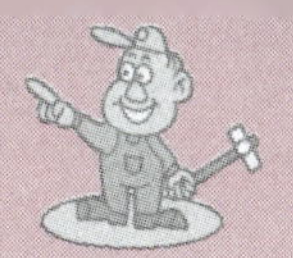

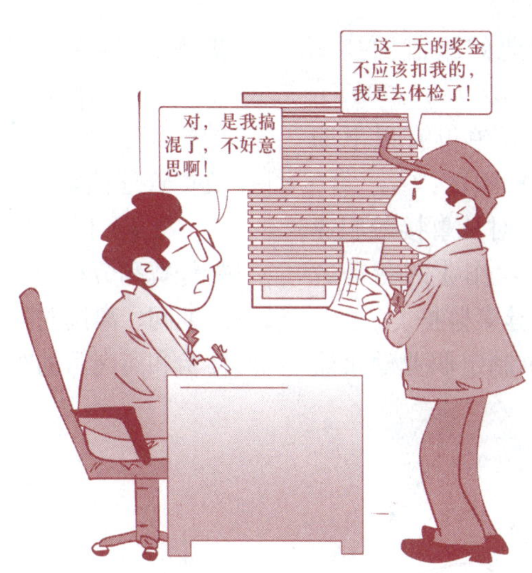

《职业健康监护监督管理办法》规定，用人单位应当承担的职业病防治责任有：

对从事接触职业病危害因素作业的劳动者进行职业健康监护是用人单位的职责。用人单位应根据国家有关法律、法规，结合生产劳动中存在的职业病危害因素，建立职业健康监护制度，保证劳动者能够得到与其所接触的职业病危害因素相应的健康监护。

用人单位要建立职业健康监护档案，由专人负责管理，并按照规定的期限妥善保存。用人单位应保证从事职业病危害因素作业的劳动者能按时参加安排的职业健康检查，劳动者接受健康检查的时间应视为正常出勤。

用人单位应安排即将从事接触职业病危害因素作业的劳动者进行上岗前的健康检查，但应保证其就业机会的公正性。

《职业健康监护技术规范》（GBZ 188—2007）规定，用人单位有以下职业健康监护职责：

（1）对从事接触职业病危害因素作业的劳动者进行职业健康监护。

（2）制定职业健康监护制度和实施细则。

（3）建立职业健康监护档案管理制度，有专人负责管理档案。

（4）保障职业健康监护经费和劳动者上岗前、在岗期间、离岗时的职业健康体检和离岗后的医学观察。

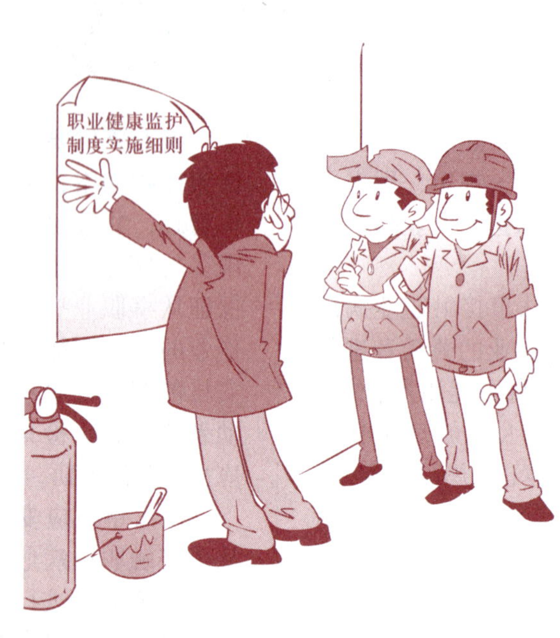

竣工快30天了，
我们快去进行作业
场所职业病危害项
目的申报吧！

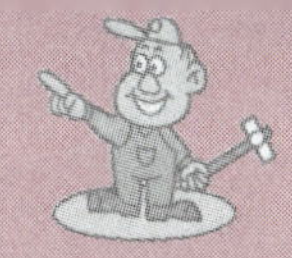

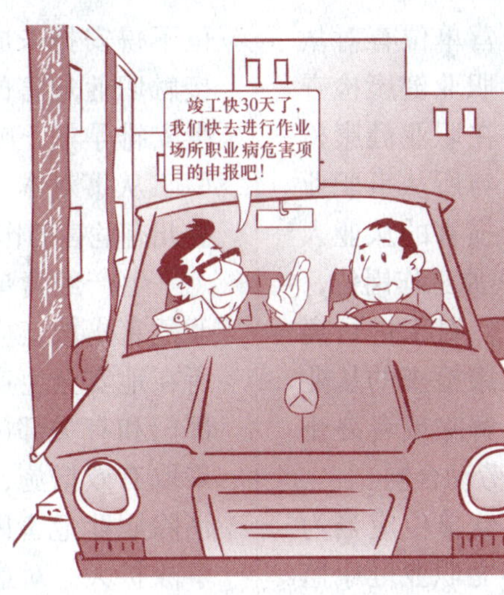

生产经营单位负有职业病危害项目申报的职责：作业场所职业危害每年申报一次（如第一次申报后没有重大变化可不再每年申报）。生产经营单位下列事项发生重大变化的，应当按照相关规定向原申报机关申报变更：

（1）进行新建、改建、扩建、技术改造或者技术引进的，在建设项目竣工验收之日起30日内进行申报。

（2）因技术、工艺或者材料发生变化导致原申报的职业危害因素及其相关内容发生重大变化的，在技术、工艺或者材料变化之日起15日内进行申报变更。

（3）生产经营单位工作场所、名称、法定代表人或者主要负责人发生变化的，在发生变化之日起15日内进行申报变更。

（4）生产经营单位终止生产经营活动的，应当在生产经营活动终止之日起15日内向原申报机关报告并办理相关注销手续。

生产经营单位有对从业人员进行职业健康检查的职责，对在职业健康检查中发现有与所从事职业相关的健康损害的从业人员，应当调离原工作岗位，并妥善安置。对未进行离岗前职业健康检查的从业人员，不得解除或者终止与其订立的劳动合同。

生产经营单位应当为从业人员建立职业健康监护档案，并按照规定的期限妥善保存。生产经营单位不得安排未成年工从事接触职业危害的作业，不得安排孕期、哺乳期的女职工从事对本人和胎儿、婴儿有危害的作业。

生产经营单位发生职业危害事故，应当及时向所在地安全生产监督管理部门和有关部门报告，并采取有效措施，减少或者消除职业危害因素，防止事故扩大。对遭受职业危害的从业人员，及时组织救治，并承担所需费用。

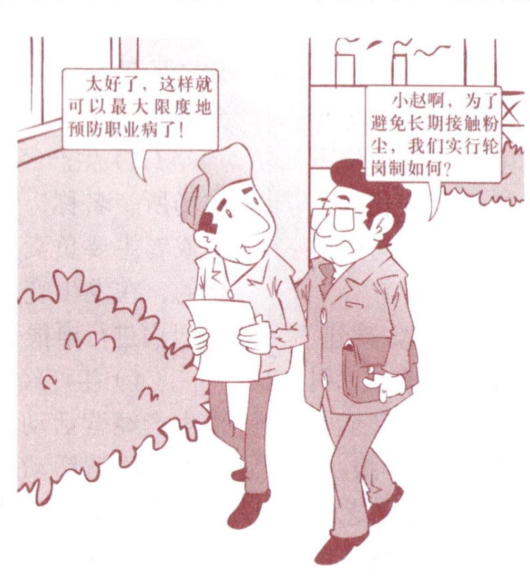

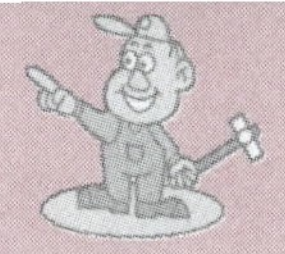

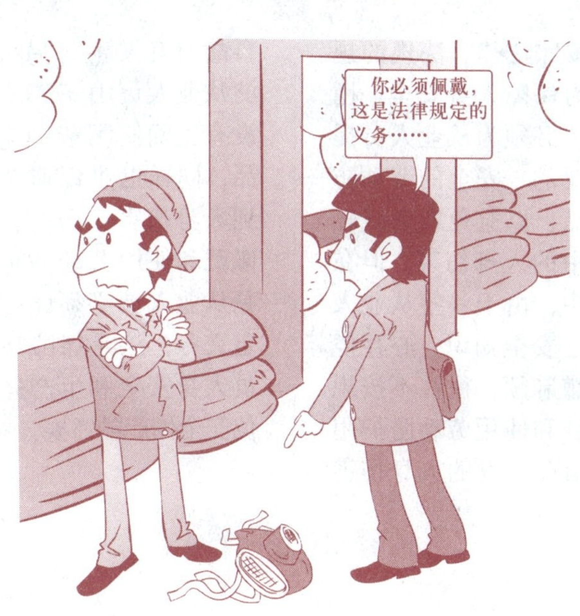

3. 从业人员也要承担职业病防治的应尽义务

从业人员按照法律、法规规定享受职业病预防的权利，但是，同时也应当承担起职业病防治工作的相关义务。从业人员的职业病防治义务包括：应当学习和掌握相关的职业安全卫生知识，遵守职业危害防治法律、法规、规章和操作规程，正确使用、维护职业危害防护设备和个体防护用品，发现职业危害事故隐患应当及时报告。

特别要注意的是，从业人员在劳动生产过程中应履行按规定佩戴和使用劳动防护用品的义务。

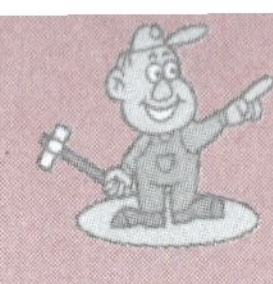

依法享有的职业病防治权利和应履行的义务

按照法律、法规的规定，为保障人身安全，用人单位必须为从业人员提供必要的、安全的劳动防护用品，以避免或者减轻作业中的人身伤害。但在实践中，由于一些从业人员缺乏安全知识，心存侥幸或嫌麻烦，往往不按规定佩戴和使用劳动防护用品，由此引发的人身伤害事故时有发生。另外，有的从业人员由于不会或者没有正确使用劳动防护用品，同样也难以避免地受到人身伤害。因此，正确佩戴和使用劳动防护用品是从业人员必须履行的法定义务，这是保障从业人员人身安全和生产经营单位安全生产的需要。

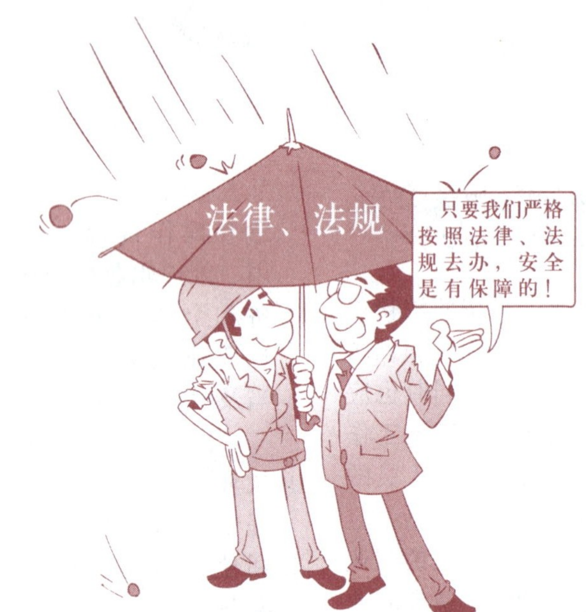